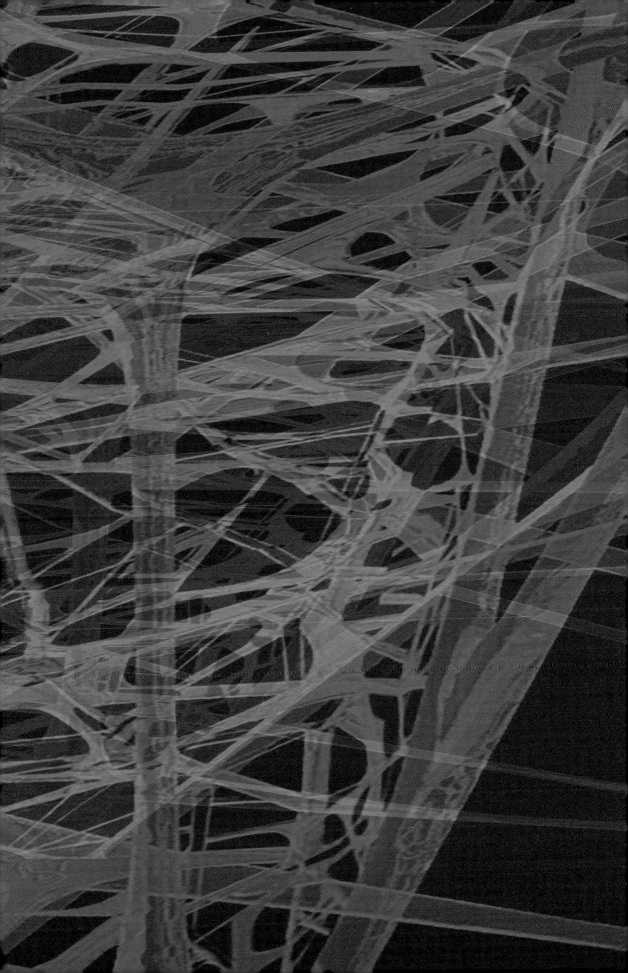

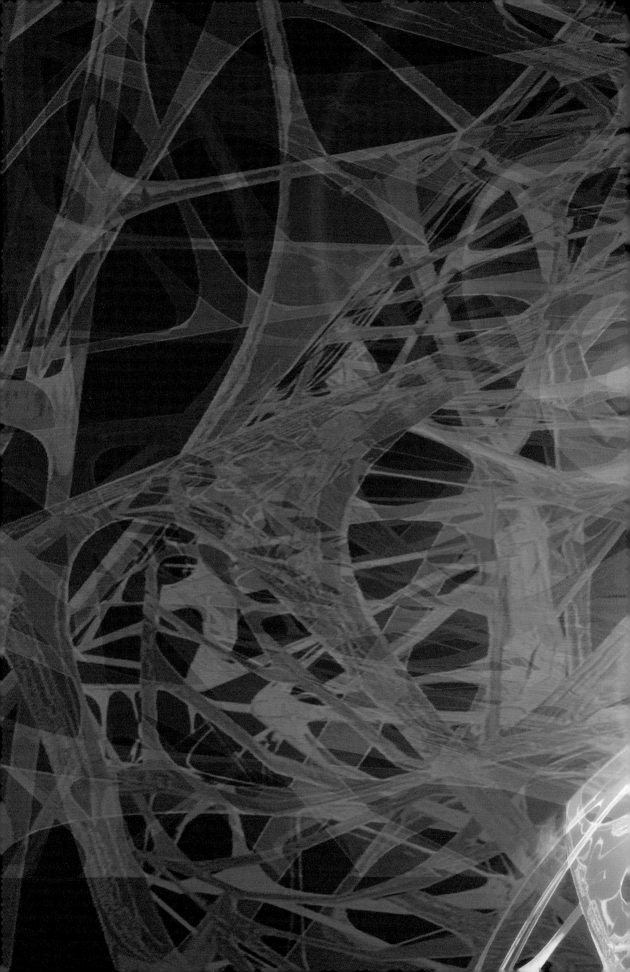

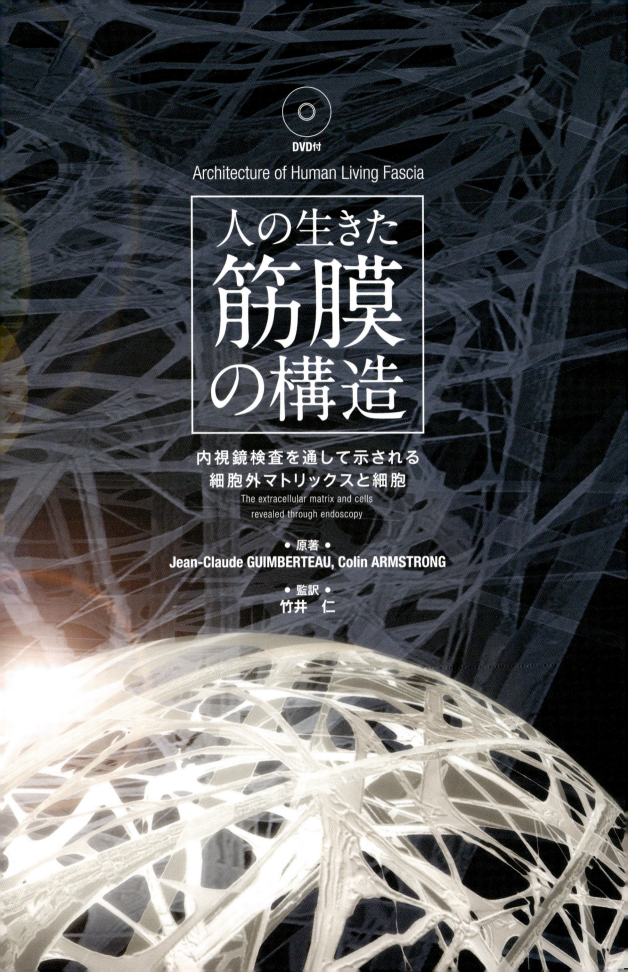

DVD付

Architecture of Human Living Fascia

人の生きた筋膜の構造

内視鏡検査を通して示される
細胞外マトリックスと細胞
The extracellular matrix and cells
revealed through endoscopy

• 原著 •
Jean-Claude GUIMBERTEAU, Colin ARMSTRONG

• 監訳 •
竹井 仁

Architecture of Human Living Fascia: The Extracellular Matrix and Cells Revealed Through Endoscopy
By Jean-Claude Guimberteau and Colin Armstrong

The original English language work has been published by:
Handspring Publishing Limited
Pencaitland, EH34 5EY, United Kingdom
Copyright © 2015. All rights reserved.
Video material copyright © Endovivo Productions srl. Used with permission.

Japanese edition copyright© IDO-NO-NIPPON-SHA, Inc., 2018
All rights reserved.

献辞

この作品を作っている間にひらめきを与えてくれた
Harold Kleinert，Claude Verdan，AJM Goumainに捧げる．

Contents

　本書は，ヒトの「生きた筋膜」の構造を，初めて詳細に説明した名著と言えます．

　これまで，筋・骨・関節・神経などの，一般的な解剖学テキストは数多くありましたが，これらのテキストは，亡くなった方の身体を解剖して観察した本です．

　筋膜の本には，Functional Atlas of the Human Fascial System（Carla Stecco，CHURCHILL LIVINGSTONE，竹井仁監訳，医歯薬出版）という筋膜の解剖学・生理学を詳細に述べた名著があります．この本は，特殊な液体で屍体を保存し，1週間以内に解剖することで，生体と同じような状態を再現しています．しかし，これらは，ミクロ解剖（顕微鏡的解剖）よりもマクロ解剖（肉眼的解剖）を中心とした本です．

　この本に対して，今回の筋膜の本は，内視鏡検査によるミクロ解剖の本とも言えます．しかも，生きている人の筋膜を詳細に記述した本です．20年間にわたり，1,000件以上の手術で行った内部組織の内視鏡研究の集大成とも言える本です．

　"結合組織は身体の「偉大な統一者」であり，身体の被膜の内部で作動する細胞を超越する巨大な社会である"

　この結合組織の原線維のネットワークが，どのように全身にわたって広がっているかを説明しています．

　"細胞外マトリックス内部には，線維と原線維が連続的に身体全体に広がる多原線維ネットワークがあり，皮膚表面から骨膜まで，組織のすべてのレベルにわたっている"

　このネットワークは，何十億の線維と原線維が多方向に相互接続して構成されます．これらの線維は織り交ざり，相互接続し，微小空胞と名づけられた三次元の微小立体をつくります．

　"驚異的な像は，複雑に入り組んだ組織可動性を明らかにしてくれる．相互に結びついた原線維が形成する微小立体は，身体の三次元的性質を思い出させる．三次元における身体機能障害の複合パターンを完全に理解するとなると，徒手療法士は，組織可動性のあらゆる要素を調べることが不可欠となる"

　徒手療法を実践するセラピストにとって，この本は，今まで見たことのない，そして考えてもいなかった概念に満たされた本と言えます．この本を理解する一歩一歩が，セラピストの質を向上し，そして患者様の笑顔を引き出すことにつながります．

　さらに，DVDも活用しながら，人体構造，空間配置および形態力学を理解することが，自分も患者様も幸せにしていきます．

　本書は，じっくりと読んでいただきたい名著と言えます．是非，愛読書として長く読んでいただければ幸いです．

竹井　仁
2017年12月

2007年，私はGuimberteau医師を，第1回国際筋膜研究学術大会（International Fascia Research Congress）で紹介する光栄な機会を得た．Guimberteau医師が，彼の最初のDVD『Strolling Under the Skin（皮膚の下の散歩）』を送ってくれたとき，大会の運営計画は進行中であった．そのDVDを見た後，私と他の計画委員会のメンバーは，「印刷機を止める」ことを決意した．我々はこのDVDを見せる時間をつくらなければならず，すでに詰まっていたスケジュールにさらに詰め込むことになった．それ以来，Guimberteau医師は，毎回この学術大会のために新しい映像情報を作成してくれた．この映像情報は彼が行った内視鏡下手術の間に撮影した何百もの映像記録に基づいていて，生きた組織を拡大して見ることができる．

手の外科医であるGuimberteau医師は，滑走の維持と回復，瘢痕組織の抑制，筋力の導き，または再方向づけが良好な転帰に重要であることを知っている．過去40年にわたり，彼は新しい手術手技の説明を定期的に発表してきた．外科的映像技術の改良により，彼は手術しながら動いている組織を観察できるようになった．彼は，腱が断片的な管や鞘の中を走るただのロープではないことを理解している．むしろ，これらの間には，数cm以上を滑走させる特定の接続がある．彼は同僚に，単純な腱移行術や腱と腱鞘の移行ではうまくいかないことを教えている．手指を屈曲・伸展させても指先や前腕から腱が突き出ることはない．つまり，手掌で最大となるこの運動は必然的に端で飛び出ないようゼロにならなければならない．どの種類の組織が，接続を維持しながらも，可変的な量の運動を可能にしているのだろうか？　Guimberteau医師は，手術中に組織を見たとき，組織で必要とする運動量を変化させるように思われる組織構造の違

いに注意した．この鋭い臨床観察は，彼が「微小空胞コラーゲン吸収システム（Micro-Vacuolar Collagenic Absorbing System：MVCAS）」と呼ぶ滑走システムの説明につながった．

本書において，Guimberteau医師は，手の外科医としての組織の直接的観察を，人体の非常に大きな関係性の中に置いている．彼は内視鏡で手術部位に向かう途中で通った表皮，真皮，角皮下層，浅筋膜，皮下組織，深筋膜，筋，腱，骨膜，および骨の組織を観察した．さらに神経，血管，および瘢痕組織も途中で遭遇している．彼は詳しく観察し，この滑走構造が腱鞘の他にも身体の他の多くの部分ではっきり見られることを発見した．外科医は，我々の身体が微小な部分に分解しない連続構造であることを日々の経験から知っている．Guimberteau医師は，この連続性が前後左右に肩を並べた（正確に言えばインテグリンをつなげた）細胞によるものではなく，むしろ，細胞外線維が長い距離にわたっていることを指摘している．これらの線維は個々の細胞を接続するだけでなく，細胞外の三次元空間を形成している．この観察には，固定された二次元の解剖スライドではなく，Guimberteau医師が用いる内視鏡技術のライブ映像が非常に重宝される．

筋膜解剖学者 Jaap van der Wal が，2009年の筋膜研究学術大会で指摘しているように，我々の解剖への理解は概念上の理解によって制限されている．van der Wal は，ほとんどの解剖学の本で，関節では靱帯と筋が離れて並んでいると仮定している例を挙げる．これは，解剖学者が死んだ組織をメスで切断した結果にすぎず，生きた解剖学的状況を反映していない．実際，関節の靱帯と筋が離れていることは生理学的にありえない．なぜなら，関節の両側にある骨が関節の角度を変えて近づいたり離れたりすると，靱

帯は短くなったり長くなったりしなければならないためである．van der Wal は，筋膜を温存する切開法で詳細に観察し，靭帯と筋は肘関節周辺で1つの複合体に融合すると述べている．

　私は多くの解剖学的訓練を受けている．それでも Guimberteau 医師が提供する美しい写真，特に映像記録にある動的性質として，線維が動き，分かれ，そして交差して，結果的に生じる線維の空間の変化を理解するのは苦労する．正しい解剖学を思い込んでいる自分の脳が，これらの組織が眼の前で変化することができるという概念に抵抗するのである．しかし，この形態変化は身体の多くの部分に備わったものである．2007年の筋膜研究学術大会で，Alan Grodzinsky 博士は，軟骨がブラシに非常によく似たアグリカンを含むことを示した．アグリカンは細胞からバラバラに排出され，何とか自身を，細胞外で最終的な形態に組み立てなければならない．続く講演で，Frederick Grinnell 博士は，線維芽細胞が樹状突起状（長い腕がついた丸い形）から層板状（Guimberteau 医師が見た細胞外形状に非常によく似た多面体）に変化することを示した．また，Helene Langevin 博士は，この形態変化を組織伸長や鍼による回転で引き起こせる可能性を示した．

　形態変化がタンパク質と他の生体分子の形成を期待でき，細胞の形態変化が周囲の力により生じるなら，細胞外マトリックス（Extracellular Matrix：ECM）は静的なものとなりうるだろうか？　創傷治癒の間に，初期の組織が最終的な形態につくり直されるため，細胞外マトリックスが変化するということは容易に認められる．2012年の筋膜研究学術大会で，私は Rolf Reed 博士による講演を聴いた．Rolf Reed 博士は急性傷害後の腫脹が活発なプロセスであることを示した．正常な状況下では，細胞外マトリックスの吸水性タンパク質は，線維に囲まれて，膨張することができない．傷害が起こると，これらの線維は弛緩し，毛細血管から組織への水流量は数分で100倍に増加する．しかし，私の脳は，我々の通常の活動でもこれらの線維が長くなったり，収縮したりする可能性に抵抗する．結局，私は自分の解剖学を死体と本から学んだのであり，私が学んでいるときは動かなかったからなのである！

　私は科学者と臨床家に，広い心で以降のページを熟読することを求めたい．Guimberteau 医師が長年の診療と研究から収集した知識を共有してくれるのだ．Guimberteau 医師が章から章へと読者を連れて行くにつれ，研究と熟考が長年行われてきたのがわかる．Guimberteau 医師は，組織の連続性，原線維の特異的形態，可動性と適応性，細胞と原線維の構造の関係，立体配置，瘢痕，炎症，およびマニュアルセラピー（徒手療法）への反応などの他の特異的な側面，そして「構成」する組織としての筋膜の概念を取り上げる．付随する画像と映像を見るのは容易であるが，本書を読むのは容易ではない．なぜなら従来の医学訓練で取り扱わない題材であるからだ．しかし，他の人々が本書で取り上げたアイデアを探索していくことで，Guimberteau 医師の知見は将来の臨床と科学で進歩を生み出すだろう．私は，これほどまでに完成された外科医が生涯をかけた作品から大きな進歩が生まれることを期待する．

Thomas Findley
ニュージャージー州ニューアーク（米国）
2015年6月

私の友人 Jean-Claude Guimberteau が執筆した本書『人の生きた筋膜の構造（Architecture of Human Living Fascia）』のまえがきを依頼されたことは喜びであり，とても名誉なことである．というのも，Guimberteau は，高倍率の高解像度カメラを備えた内視鏡で皮下組織を調べるという素晴らしいアイデアで「結合組織」に関して我々が持っていた見方を変えてしまったからである．彼がこの非常に単純なアプローチを用いて発見したものは本当に素晴らしい．もちろん，彼は，この探索方法をまず日常で行う外科的処置に組み込む必要があった．彼がこの技術を会得してから，「生体組織」の全く新しい，これまで見たことがない構造と機能を発見したときの喜びはどれほどのものだったろうか．読者にはまず，時間をかけて画像を見てから，この素晴らしい本を読んでいってほしい．私が「素晴らしい」というのは，本書の写真と図解の数，そしてそれらの美しさに驚嘆するしかないからである．Guimberteau の重要な発見は「事前に張力が加わった（プレ・ストレスト）ネットワーク」としての結合組織の構造である．これは，結合組織が持つ臓器間の弾力的な結合としての役割を完璧に説明するものだ．この弾力は，圧力がかかった液体を含んだ多面体の微小空胞が「解剖学的空間を満たしている」ことで生じている．これは，結合組織の構造が，力学的な圧力が終わるとすぐに最初の形態に戻ることができる理由を説明する．これこそ，新しい科学であるテンセグリティーの観察可能な証拠である．テンセグリティーは，自然に存在する多くの構造だけでなく，鉄筋コンクリートのような人工構造でも見られる．このネットワークの線維構造は管状のようで，泡がその中を動いているのを見ることができる．このネットワーク組織に関して言えば，「フラクタル」で，カオス的に見える．しかし，真のカオスと違い，実際は完全に構造化されている．

結合組織は身体の「偉大な統一者」であり，身体の被膜の内部で作動する細胞を超越する巨大な社会である．結合組織は，臓器の間で柔軟かつ弾性的な接続を確立し，異なる，および不適合な形態の間にある空間を満たしている．結合組織の外科的裂開は，瘢痕組織が結合組織に置き換わるため惨事となる．我々の最も繊細な解剖学的構造（特に腱）の生命を維持する微小血管を「方向」づけて，支えているのはこの結合組織である．神経血管束が通り，脳といった大きな臓器と四肢を後方支援する途方もない循環系の通路となる結合経路をつくるのも，この組織である．Guimberteau の知見によれば，腱を囲む「滑走構造」を形成するのも，この組織である．これまで認識されなかった結合組織の役割は，ヒトという生物体に調和をもたらすことである．この発見は，我々の内的世界とそれ以外の世界との関係に関する認識をさせてくれる．これまで無視され，私から言えば軽蔑さえされてきた結合組織の役割は，Guimberteau の研究で生じた新しい概念のおかげで新たな重要性を持つ．皮下結合組織の弾性は，我々の身体を覆っている表皮に皮膚の服を着させ，我々と外界の間に境界を確立することを可能にする．解剖学的しこりを取り除き，その空洞を満たすことで，結合組織は人間の美しさ，特に女性において必須の美容的役割を果たす．この美容的役割の重要性は，例えば，結合組織が完全に消えるといった，極端な喪失の結果など，結合組織が不足しているときに明らかとなる．結合組織なしでは，絵画や彫刻に美しさはないだろう．結合組織は「生命」である．柔軟で張りのある皮膚は，活力と若さを示す．なぜなら，皮膚の健常な機能は下にある結合組織に依存するからである．

クリストファー・コロンブスは，我々に新大陸への航路を示した．そして Guimberteau は，結合組織の「新世界」を発見した．読者にもこの新世界の探検に向かってほしい．これは本書が奏でる序曲なのだから！

Adalbert I. Kapandji
パリ（フランス）
2015年6月

本書は，20年間にわたり，1,000件以上の手術で行った内部組織の内視鏡研究の集大成となる．本書は，多様な臓器を系統的に説明するような従来の解剖学テキストではない．そのような本は無数にある．むしろ，生体組織の微小解剖的構造に違う視点を取り入れ，原線維ネットワークがどのように全身にわたって広がっているかを示すものである．

私は共有の精神で本書を執筆した．

・まず，私が外科医として手術中に調べ，観察してきたヒト組織の画像の美しさを共有するためである．私はこれらの組織を長年手術してきたが，見ているものを本当に「見ていなかった」．生体組織へと向かうこの旅は，新しい映像とデジタル技術によって可能となった．明らかになった色と形態を読者に見てもらい，自然の美しさと身体の構造を認識してもらえればと思う．

・また，この新しく手に入った人体とその機能に関する知識を共有したいと考えた．現代の学者達は，赤アリやガラパゴス・イグアナなどの生きた生物の習性を詳しく研究してきた．学者達はそれらの生物に関する大量の知識を集めてきたものの，人体の機能に関してはほとんど知らない．私がこの知識を広めたいと思ったのは，誰でもこの知識から恩恵を得ることができ，新しい視点で我々の身体をもっとよく理解できるようになってほしいからである．

・原線維ネットワークは，完全に連続した組織の一つである．この重要な洞察を理解することで，身体をさまざまな構成分子から成る，具体的な三次元の「全体的」な構造として思い浮かべることができるようになる．この構造は繊細ながらも強固な適応性能を持つ．これが示唆するのは，すべての生きた生物には，物質を単につなげるよりもずっと重要な役割を持つ構造システムがあるということである．実際，これは「構成要素」なのだ．

・細胞は身体全体を占めておらず，形態に関与しているわけではないとわかったときの私の驚きを共有したい．細胞外の世界は，半世紀以上，研究から無視されてきたが，細胞の世界と同じくらい重要なものである．

・そして，長く無視されてきた体内の物理的力に関する重要な知識を伝える必要がある．物理的力は全レベルにその原理を課し，空間と時間において複雑性を増大させる．

・私は穏やかで合理性のある確実性から離れ，フラクタルで一見カオス的な世界に入るのは非常に困難に感じた．この一見カオス的な原線維の無秩序が，組織の連続性とともに，生きている生物の効率性を確実にしていることがわかってきた．それどころか，秩序と均整は，急に非線形性と見かけ上の無秩序に後退するようであった．そして，それは実際に，生命に創造的な適応性を持たせ，最も効果的に自己組織化させている．

・この探索結果を他の人に知ってほしい最後の理由として，この研究は，アカデミックな確信を揺るがし，量子物理学，フラクタル化およびバイオテンセグリティーの領域に我々を案内するからだ．自然は疑いなく脆弱性と複雑性を調和させている．このことは徐々に理解できるものになりつつある．

おそらく本書を読んだ後，あなたも私と同様，自分の身体と生命が違って見えるだろう．我々の生きた構造の新たな認識は，革命というより，むしろ技術の進歩で可能となった進化として見るべきである．

必然的に，効果的な視覚的技法と他の方法を

用いた観察は，生物体の世界に関する我々の認識にさらなる変化をもたらし，従来の考えを揺さぶる．

この探索は始まったばかりである！

Jean-Claude Guimberteau
ペサック（フランス）
2015年5月

謝辞

まず，私の妻 Danielle の忍耐，寛容，役立つ批評に感謝する．

手術で私の研究に必要となる延長時間を受け入れてくれた私の同僚の麻酔科医達に感謝する．

"Institut Aquitain de la Main（ボルドー）"の看護師とスタッフに感謝する．

映像技術者，特に Marc Bonnecaze と Charline Courivault の理解と貢献に感謝する．

本書の考案，翻訳，執筆でGuimberteau医師と働ける機会に恵まれたことは光栄であった．私が最初にJean-Claude Guimberteauに会ったのは，アムステルダムで開かれた第2回の筋膜研究学術大会のときだ．この大会に参加した主な理由は，Guimberteau医師の新しい映像『皮膚の旅行』を見るためであった．私は，英語のネイティブスピーカーで，オステオパシー医であり，フランスに住まいも仕事もある．そのため，彼の映像を英語に翻訳する手伝いを始めるようになった．2012年，Guimberteau医師は，彼の研究を書籍として執筆するプロジェクトの協力を私に依頼した．このプロジェクトへの私の参加は，本書の構成と章のレイアウトの作成から始まった．文章を翻訳し，書き直し，編集する間，Guimberteau医師のメッセージが持つ微妙なニュアンスを失わないように彼と密接に連携した．

最近まで，解剖研究は，主に死体で実施されてきた．対照的に，Guimberteau医師の研究は，生きた人体の内部で行っている．これは記載解剖学が解剖研究の最前線に復活することを告げるものである．

肉眼（巨視）と顕微鏡的視野の間に境界はない．唯一の境界は人間の理解の制限により引かれるものである．解剖研究は主に肉眼的解剖組織に集中し，それから顕微鏡の発明に伴い細胞に集中してきた．Guimberteau医師は，内部組織の内視鏡検査の技術を完成し，観察の中間レベル，つまり，「中視」レベルで調べることができるようにすることで，肉眼と顕微鏡的世界の間を埋めた．そうすることにより，彼は生きた人体解剖学という，ほとんど未踏の世界への扉を開いた．細胞外マトリックス（extracellular matrix：ECM）内部には，線維と原線維が連続的に身体全体に広がる多原線維ネットワークが

あり，皮膚表面から骨膜まで，組織のすべてのレベルにわたっている．

おそらく，最も重要なメッセージは，生物体の組織学的連続体の中にある層は明確に分離されていないということである．我々は，全身が，広大で，単一，統一して張力がかかったネットワークで構築されていることを発見した．このネットワークは何十億の線維と原線維が多方向に相互接続して構成される．これらの線維は織り交ざり，相互接続し，Guimberteau医師が微小空胞と名づけた三次元の微小立体をつくる．これらの線維は基本的な構造単位，身体の基本的な基礎単位である．彼は運動中の微小空胞の反応も研究した．微小空胞が圧力にどのように対処し，身体の異なる部位が要求する特異的機能にどのように適応するかに関してである．微小空胞の反応は，Guimberteau医師が呼ぶ「滑走システム」で見ることができる．ここで微小空胞は運動において基本的な役割を果たす．

実際，いつまでも水和される多原線維の微小空胞ネットワークは，細胞外マトリックスである．そして，細胞外マトリックスは身体全体に広がり，生命機能のすべてで必須の通信システムであると説明される．細胞と細胞外マトリックスの密接な関係は，本書で示すイメージで明らかとなる．細胞は，多原線維ネットワークによるフレームワークで支えられる必要がある．細胞はこの原線維ネットワークの中に埋められる．線維ネットワークは身体全体に広がり，細胞を構造的にサポートし，臓器をまとめる．緊張は，システム全体で機械的に分布する．細胞外マトリックスとインテグリンを経た細胞骨格の関連は，研究で明らかになっている．したがって，あらゆる細胞は，その他の細胞とこのように接続している．James L.Oschmanは，これを「生体マトリックス」と言った．セラピスト

の手が人体に触れると，実質的には身体すべての分子が密接につながったネットワークに触れることになる[1].

テンセグリティー理論によれば，局所的に加わった力は，事前に張力が加わった原線維ネットワークを通して伝わるとしている．我々は組織の直接的牽引や，手による皮膚の牽引によって，細胞群が一緒に動いていき，原線維ネットワークの張力変化で変形するのを見ることができる．細胞は変形するだけではなく，さらに近づいたり離れたりする．細胞と原線維フレームワークの密接に相互依存した関係を示すこれらのイメージは，マニュアルセラピスト（徒手療法士）にとって非常に大きな意義を持つと考える．

Guimberteau医師の驚異的な像は，複雑に入り組んだ組織可動性を明らかにしてくれる．相互に結びついた原線維が形成する微小立体は，身体の三次元的性質を思い出させる．三次元における身体機能障害の複合パターンを完全に理解するとなると，マニュアルセラピストは，組織可動性のあらゆる要素を調べることが不可欠である．

本書は，勇気と忍耐を持って，異なる視点から人体解剖学と運動を調べた「独創的思想家」による研究である．彼の革新的研究は，生体組織の全体的性質と連続性の概念を確かなものにする．この概念こそマニュアルセラピストや運動専門家に関連してくるものである．この研究が示唆する治療との関連性は広範囲で，どれほどのものになるのか定量化することは困難である．Guimberteau医師の研究は異なる層状組織という従来の見解を検証し，従来の医学教科書で習う解剖学の還元主義的視点に代わるモデルを提供する．それは，分解され，分離され，解剖され，そして非常に詳細に研究されてきた組織を再び組み立てるときである．人体構造，空間配置および形態力学を理解することを再検討する必要もある．

本書は最終的に答えよりも多くの疑問を提起するが，生体解剖学という刺激的で新しい分野のさらなる研究の基礎となることを願っている．解剖学を学ぶ学生，生体組織に関わるあらゆる職業やセラピストは，ページをめくっていくことで，Guimberteau医師が提唱する生物体の構造と組織，および全体的な力学の概念に関する新しい情報が貴重なものであることがわかるだろう．

1. Oschman J. Energy medicine. Edinburgh: Churchill Livingstone; 2000. p.48.

Colin Armstrong
グラン（フランス）
2015年5月

謝辞

両親に感謝したい．両親は自主的に考え，心で感じて仕事をし，直感に従うよう教えてくれた．私は，変わることのないサポートと励ましをしてくれた妻Catherineにも感謝する．

本書の使い方

本書は，いくつかの異なる要素と特別にデザインした特徴で構成されている．この資料を用いて読者が価値と楽しみを最大限得てもらうよう，これらの構成要素について説明する．構成要素は以下の通りである．

- 本書は400枚以上の写真と図解が含まれる．
- DVDには約90の映像が入っている．

読者が見ているものをさらに理解してもらえるよう，以下の特徴を本書に取り入れている．

本書

色分け：異なる色を各章上部の見出しと背景デザインに用いて，章の始まりと終わりを見つけやすいようにしている．各章の色は目次で参照できる．
用語集：読者が知らない可能性が高い用語は，用語集に載せている．用語集で定義している用語は，本文中（原則的には初出時）に青色で強調している．
キーポイント：これは，特にマニュアルセラピー（徒手療法）を行う施術者にとって，極めて重要なポイントを強調する．下記のように強調される．

> **キーポイント**
> 微小空胞システムのすべての構成要素をつなげる連続的で永続的な結合は，構造組織と原線維フレームワークを提供している．これは構造化した形態の概念を説明し，確証するものである．

赤い糸となる疑問：筆者は観察で生じた，いくつかの重要な疑問を提起している．これらの疑問は第1章の最後に一覧で示している．章から章へと進んでいくにつれ，それぞれの疑問を取り上げる．これらの疑問は下記の例のように強調される．

> **赤い糸となる疑問**
> 1. この組織の連続性はどのように構造化されているか？　これらの線維はどのように組織との結合を可能にしているか？　線維はどのように集まることで構造化した形態を生み出しているか？

専門家の解説：解剖学，身体力学，徒手療法の分野における，今日の主要な思想家と施術者を招き，各章で解説をしてもらっている．彼らの解説は章の最後にあり，専門家の分野における章の内容との関連性を解説し，重要部分を強調してもらっている．解説は本文から区別するよう枠で囲んで載せている．解説者の名前は解説の初めに載っている．彼らの名前と専門の詳細に関しては，本書の最初にある貢献者のリストに載っている．
図と番号づけ：これらは本文中で記載される．各章で登場する位置に従い，

「図1.1」,「図1.2」のように番号づけされる.

序論の図は,「図Int.1」,「図Int.2」のように「Int.」をつけている.

あとがきの図は,「図Aft.1」,「図Aft.2」のように「Aft.」をつけている.

図としての映像の「静止画」：DVDの映像からの「静止画」も本文で図となっている．静止画は章の範囲内で番号をつけるが,「映像1.1」,「映像1.2」などのように「映像」をつけている.

DVD：付属しているDVDには多くの映像クリップが入っている．これらは章ごとに整理され,映像番号で順に番号づけされている．該当する「静止画」の図番号も示される.

用語集

適応の目的論（Adaptational teleology）
「目的論」は，自然の力がある種の目標や目的に向かうとする考え方．ダーウィンは，種の範囲内でなされる適応の価値は，環境に対し特定の適応をしたその種の個体の生存と生殖の成功に関連すると考えた．適応の目的論は，環境に対する適応に影響を受けた目的論である．

脂肪細胞（Adipocyte）
脂質を含んだ細胞．

樹枝状（Arborescent）
樹木の形．

バイオテンセグリティー（Biotensegrity）
生物体へのテンセグリティーの適用．

カオス（Chaos）
数学では，カオスは決定論的な非線形の動的システムから生じる不規則で，予測不可能なふるまいを指す．本書ではカオスは，一見無秩序でランダムなパターンではあるが，根底に秩序をなしている複雑系を説明するのに用いる．

共進化（Coevolution）
相互作用している2つ以上の種が一緒に進化するプロセスで，他の種が変化することでもう一方の種も変化する．

構成要素（Constitutive）
組織化された存在に何かを与える力を持っていること．本書では，この用語は，組織化された存在に形態を与える多原線維ネットワークを指す．

デコリン（Decorin）
細胞外マトリックスで見つかる，細胞または細胞周囲にある小さなプロテオグリカン．このタンパク質は結合組織の構成要素で，I型コラーゲン線維と結合して，細胞外マトリックスを組み立てる役割を果たす．

決定論（Deterministic）
結果として生じる行動が，初期状態の構成要素の特徴により完全に決まっていて，ランダムではないプロセスのこと．

切裂（Dilaceration）
より小さい要素への分解．

動的な適応性（Dynamic adaptation or adaptability）
変化する条件下でネットワークの完全性を確保するために，内因的な運動の速度と性質に適応する原線維ネットワークの能力．

動的な予測不可能性（Dynamic unpredictability）
システムの動的な予測不可能性とは，最終結果はシステムの基本要素とその相互作用の完全な知識があっても，予測できないという一種の行動のこと．この特徴は，システムが持つ多数の自由度から生まれ，システムの構造をつくるうえで固有のものであるようだ．これは普遍的なものである．

創発（Emergence）
創発とは小さい，もしくは単純な単位の相互作用から，大きな存在が生じるプロセスのこと．これらの単位は，生じる大きな存在と同じ性質を示さない．

内因性（Endogenous）
身体の内部から生じること．

筋内膜（Endomysium）
「筋の範囲内」を意味する．従来の理論で存在する，個々の筋線維を形成する結合組織の区画．

筋外膜（Epimysium）
「筋周辺」を意味する．従来の理論で存在する，すべての筋を囲む結合組織の区画．

神経上膜（Epineurium）
「神経周辺」を意味する．従来の理論で存在する末梢神経を囲む結合組織の区画．

管外遊出（Extravasation）
血液が血管から組織に放出または漏れること．

束（Fascicle）
神経，筋，腱線維が集まった束を意味するのに用いられる用語．

フラクタル化（Fractalization）
あらゆるスケールで繰り返されるパターンを示す自然現象．複製がどのスケールでも全く同じなら，「自己相似」パターン（「自己相似性」）と呼ばれる．

GAG鎖（GAG chain）
グリコサミノグリカン（glycosaminoglycan：GAG）またはムコ多糖類は，反復する二糖類単位から成る長い，枝のない多糖類である．

全体的な力学（Global dynamics）
全身に関連する力と運動．

全体的（Global）
全身に関すること．

グリコサミノグリカン（Glycosaminoglycan：GAG）
二糖類単位を繰り返して構成される線形多糖類．タンパク質とともに，プロテオグリカンを形成する．

グリコシル化タンパク質（Glycosylated protein）
グリコシル化は，炭水化物が標的タンパク質に共有結合するプロセスである．グリカンをタンパク質，脂質，または他の有機分子に付着させる酵素のプロセスを指す．

ハバース系（Haversian system）
中心管（ハバース管）を囲む緻密骨の組織にある同心構造．骨の神経と血液供給は，ハバース管を通る．

組織学（Histology）
動植物の細胞と組織の顕微鏡的解剖を研究する学問．

ヒアルロナン（Hyaluronan）
（ヒアルロン酸またはヒアルロン酸塩）
陰イオン性の非硫酸化グリコサミノグリカンのことで，結合組織全体に広く分布する．

陥入（Invagination）
構造がそれ自体または他の構造に覆われたり，包まれたり，挿入されたりすること．

基底膜緻密層（Lamina densa）
皮膚の表皮と真皮の間の区域．

肉眼（巨視的）（Macroscopic）
肉眼で観察できること．拡大を必要としない．

機械的情報伝達（Mechanotransduction）
細胞が機械的刺激を化学活性に変換する多くの機序のこと．

機械伝達（Mechanotransmission）
生物体の構造にある，すべての要素（細胞と線維）に対する機械的刺激による物理的伝達．

巨大空胞（Megavacuole）
反復性の機械的拘束に対する，微小空胞システムの機能的適応反応のこと．

メラニン細胞（Melanocytes）
脊椎動物の皮膚，毛，羽毛を着色する細胞．

中視的（Mesoscopic）
肉眼で観察できるが，鮮明にするために拡大（最大3倍）を必要とする．本書において，この用語は，肉眼と顕微鏡レベルの間で，観察の中間レベルを説明するのに用いる．

顕微鏡的（Microscopic）
肉眼によって見るには小さすぎるが，標準顕微鏡（10倍〜最大250倍）で観察するには十分なサイズ．

微小空胞（Microvacuole）
微小空胞は立体の構成単位で，交差する原線維の連続的構造のネットワーク内部に存在し，顕微鏡的空間または微小立体をつくる．

動的形態（Morphodynamic）
この用語は，形態を根底にある可動性構造と関連づける必要性に関する基本的概念を伝える．

形態構造（Morphostructure）
すべての形態を構築する内部構造．

多原線維（Multifibrillar）
多くの原線維による構成．

多微小空胞（Multimicrovacuolar）
多くの微小空胞による構成．

新血管（Neovessel）
新血管形成による小さな新しい血管．

非可積分系（Non integrable）
初期値に対する指数関数的鋭敏性という決定的な特徴を共有するシステムを説明するのに用いる用語．このようなシステムで未来のふるまいを予測することは不可能である．

器官発生（Organogenesis）
生物の内臓の発生を説明する用語．

浸透圧（Osmotic pressure）
半透膜の内側へ水が流れるのを防ぐために，溶液に加える必要な圧力．

壁部（Parietal）
解剖学的腔にある壁に関連する用語．

細胞周囲（Pericellular）
細胞の周囲のこと．

筋周膜（Perimysium）
「筋束を囲む」ことを意味する．従来の理論上に存在する区画．本書では，この用語は束の周囲だけでなく，束の形成の説明にも用いる．

神経周膜（Perineurium）
「さまざまな神経線維の束を囲む」ことを意味する．従来の理論上に存在する区画．

系統発生学（Phylogenetic）
生物，種，および集団の群間の進化的関係を研究する学問．

多面体（Polyhedron）
複数多面体 <plural polyhedrons>，または多面体 <polyhedra>．基本の幾何学において，これは平面，直線端，鋭い角または頂点を持つ三次元の立体である．

プロテオグリカン（Proteoglycan）
非常に大きな割合でグリコシル化されたタンパク質．プロテオグリカンの基本単位は，1つ以上共有結合したグリコサミノグリカン鎖とコア・タンパク質から成る．

流動学的（Rheological）
流動学に関連する用語．流動学は物質がどのように流れ，変形するかに関して，その弾性，可塑性，および粘性を含めて研究する学問．

基底層（Stratum basale）
表皮で最も深部のレベル．

構造化（Structuring）
あらゆる要素が，特定の方法で保持され，組織され，相互に関連づけられ，まとめられる様子．

浅筋膜（Superficial fascia）
皮下組織にある原線維の強化材．

テンセグリティー（Tensegrity）
テンセグリティー構造は，緊張下で安定した支柱と相互接続したケーブルの集まりである．テンセグリティー構造は，網（ネット）の内側で持続的緊張がかかり，孤立した支柱に圧縮力が加わる構造とすることで，完全性を維持する．

向性（Tropism）
環境刺激に対する反応における，特定方向の運動の生物学的現象．

ファン・デル・ワールスカ（van der Waals' force）
オランダ人科学者ヨハネス・ディーデリク・ファン・デル・ワールスにちなんで命名された．物理化学において，これは分子間で働く引力や斥力の合計であり，固体表面の特性に基づき，弱いつながりで特定の分子を固定する．

腱紐（Vinculum）
腱に血液を与える小さい血管を含んだ結合組織の帯である．

仮想空間（Virtual space）
つながりがない状態，および全く連続しない組織で滑走するシステムの解剖学的定義．これを銃の弾丸と銃身の間の空間とするのは良い例えである．

John F. Barnes（PT，LMT，NCTMB）
筋膜リリースに関する講演者・著者
センター長・理学療法士長，John F. Barnes Myofascial Release Treatment Centers & Seminars，ペンシルバニア州マルヴァーン（米国）

Jean-Pierre Barral（DO）
Diploma in Osteopathy，European School of Osteopathy，ケント州メイドストン（英国）
Diplome d'Ostéopathie，Faculté de médecine de Paris-nord (département ostéopathie et médecine manuelle)，パリ（フランス）
Barral Institute of Visceral Osteopathy創始者，理事．オステオパシー施術者，講師，著者

Leon Chaitow（ND，DO）
国家公認整骨医（英国）
University of Westminster名誉フェロー（英国）
Journal of Bodywork and Movement Therapies編集長
Ida P. Rolf Research Foundation理事（米国）
Fascia Research Congress and Fascia Research Society常任委員（米国）

Willem Fourie（PT，MSc）
理学療法士
ロードポート（南アフリカ）

Serge Gracovetsky（PhD）
University of British Columbia（カナダ）
工学部名誉教授
Concordia University，モントリオール（カナダ）

加瀬建造（DC）
公認カイロプラクター・鍼灸師
キネシオテーピング療法創始者（日本）

Stephen M. Levin（BS，MD）
Ezekiel Biomechanics Group，バージニア州マクレーン（米国）
Michigan State Universityオステオパシー医学部臨床准教授，ミシガン州ランシング（米国）（退職）
Howard University医学部臨床助教授，ワシントンD.C.（米国）（退職）

Torsten Liem（DO，MSc<Ost.>，MSc<Paed.Ost.>）
Osteopathie Schule Deutschland創始者・共同学長
the Osteopathic Research Institute 所員（ドイツ）
the European Association of Pediatric Osteopathy and of the Institute for Integrative Morphology運営委員
Breathe Yoga共同創設者

Thomas W. Myers（LMT）
『アナトミー・トレイン』著者
メイン州ウォルポール（米国）

James L. Oschman（PhD）
Nature's Own Research Association会長，ニューハンプシャー州ドーバー（米国）

Robert Schleip（MA，PhD）
Fascia Research Project部長
Institute of Applied Physiology
Ulm University，ウルム（ドイツ）
European Rolfing Association eV調査担当部長，ミュンヘン（ドイツ）

序論

　　デジタル内視鏡のビデオ撮影の進歩は，人体の生きた構成要素を見ることを可能にさせた．生体内で行った観察（図Int. 1）は，死体解剖や保存された組織サンプル（図Int. 2）では確認が困難であった生体構造の要素を示す．最も高度な組織学的技術でさえ，これらの構造を明らかにすることができなかった．しかしながら，デジタルのビデオ内視鏡で生体組織を観察することで，線維，原線維，および微細線維の豊富さが，中視および顕微鏡レベルで明らかになる．線維の連続ネットワークは身体中に広がり，生物体が組織化する方法に関する知識を再考する必要があることを示唆する．我々は，結合組織によって結びついた，細胞に基づく臓器の集まりとして身体を見ることはできない．その代わりに，身体を構成要素である原線維フレームワークとして見なければならない．臓器は線維フレームワーク内の局所で機能的に適応するだけである．特異的で専門的な生理学的機能を持つ細胞群は，多原線維ネットワークの中で組み立てられ臓器を形成する．細胞は原線維フレームワークに埋められて，支えられている．この基本的構造パターンは，すべての臓器，ならびに皮膚，脂肪，筋，骨，腱，神経，および血管において同じである．

図Int. 1
生きている患者の外科的内視鏡検査で撮影した筋周囲の原線維網（生体内，実際のサイズ）．

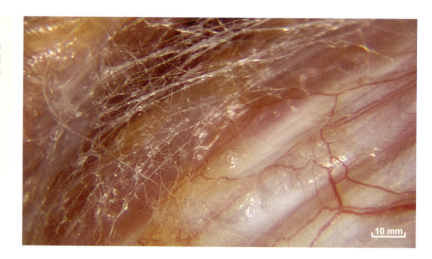

図Int. 2
死体解剖で，切開した筋周囲の原線維網を電子顕微鏡で観察した画像（生体外，10倍）．（Université Bordeaux 2，INSERM〈フランス〉のJ.P. Delageとの協力により撮影）

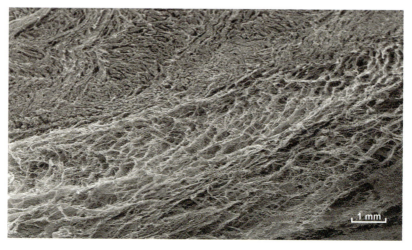

キーポイント

本書の目的の一つは，人体構造フレームワークと生物体の基本的構造を説明する新しいモデル，つまり，新しい構造的存在論を提案することにある.

生物体の歴史と構造

時代を超えた形態

　すべては形態を持っている．人間も形態を持っている．我々は，生物体が集合した存在である．我々の周囲には，他の生きた，または動かない自然の形態が存在する．時代を超えて，形態は，構造的物体の根本的体系を問うことなく，外見の観点からのみ考えられてきた.

　これは，技術的限界の結果，生物体を細かく観察することができなかったことで説明できる．19世紀の終わりから発展した，生物体の構造主義的な理解は同時期の光学観察における技術的進歩に密接に関連する.

　いずれにせよ，有史以来，生物体の組織は人間を魅了してきた．何世紀にもわたり，哲学者と神学者がこの議論を独占してきた．しかし，17，18世紀の啓蒙時代に，このテーマに関する重大な議論が始まった．「組成の統一性」原理を確立した博物学者 Geoffroy Saint-Hilaire は，生物体の特定の形態に関与する，異なる要素のつながりの性質を明らかにしようとした．彼は，その中身を研究することで，形態の合理的な説明を行おうとした．19，20世紀の科学研究と技術的進展への新たな関心は，形態に関する我々の認識を変え，この時期に形態の物理的・空間的側面はさらに研究されていく．しかし，これは単純なプロセスではなく，いくつかの段階が必要であった.

　ダーウィンは「適応可能な合目的性」の概念を発表したが，重要だったのは人間が動物世界の一員であるという考えを再確認させたことかもしれない．ダーウィンが提唱した適応の目的論を批判する者もいた．最初の批判者はスコットランドの生物学者・数学者 Sir D'Arcy Wentworth Thompson である．彼の著書『On Growth and Form』（1917年刊行）は，動植物でパターンが形成されるプロセスである形態発生の科学的な説明を先駆的に行った[1]．Thompson は，科学者が基本要素，すなわち形態に関与する物理的力を無視しており，生物の形態と構造の唯一の決定要素として進化の重要性を過度に強調していると主張した.

　20世紀後半の細胞の発見とヒトゲノムのマッピングは，遺伝子コードに触れることなく，形態を独立して考えることが難しくなるほど豊かな科学的証拠を示した．遺伝子は，形態とその発達を含め，すべてを制御・説明するものと考えられた．このモデルによれば，形態は，生物体が持つさまざまな構造的要素が空間的に接近した結果にすぎないことになる．これはそうかもしれない．しかしながら，形態がどのようにつくられるか，運動中にどのように維持されるかに関して，すべてを説明していないし，満足のいく説明もしていない．形態に関する我々の理解は，空間・構造的側面

の考察が不足することで制限されていた.

　形態は存在し，構造化される．しかし，どのように構造化されるのだろうか？　細胞が唯一の基本構造単位なのだろうか？　または別の説明があるのだろうか？　我々は，古来の影響で価値が下がった哲学的洞察と心強い説明を提供する形而上学的モデルの間にある道を進まなければならない．最新技術のおかげで，生体組織の観察は再び科学的な研究の主要な方法になっているため，その知見は考慮に入れる必要がある．概念的には魅力的だが，実際は不正確な理論に飲み込まれないようにすることが大切である．したがって，内視鏡で観察したものを最初に説明し，次に観察したものの理解を試みていく．

外科医の観察

　基礎科学研究は，手術室を捨ててしまったようである．最近数十年間にわたって，外科医が生理学・生物学的研究の分野に関わることは徐々に減ってきた．今や，外科的手技は複雑な機器を必要とするため，現代の外科医は，もっぱら医師と技術者としての役割に集中する傾向がある．

　これは常にあてはまるわけではない．従来，著名な外科医の名前はたいてい，科学知識の探究における画期的成果に関係するものであった．しかしながら，現代の科学研究は，手術室における中視レベルでの解剖学的切開と観察から，研究室の顕微鏡でしか見ることのできない，より小さな構造の研究のほうへと移っている．論文を発表することが盛んになり，現在，多くの情報はインターネット上で容易にアクセス可能である．しかし，豊富なこの情報は断片的であり，科学者はこの大量な知識の広い意味を簡単に見失ってしまう．研究は区分化され，無関係な分野の科学者は異なる教育を受けるため，理解し合うのが困難になる場合がある．いくつかの認められた事実が異なる文脈の中で，実際は同じ現象を指していても，それらの事実は矛盾しているように思われるかもしれない．全体像を理解するためには，断片を一緒にする必要がある．

　外科医は他の科学者と比べて特権を受けている．外科医は生物体の扱い方を知っている職人である．時間をかけて技を磨いていくうちに，この生物のふるまいに対する多くの洞察を得ていく．外科医は生きたヒト組織に直接触れることができる．この生物体の処置と観察から手に入れた知識は根本的なものであり，非常に貴重である．動脈の鼓動，腸ループの蛇行運動，または肺胞の拡張を見るとき，あなたは多くの形態に生命の発現を目撃し，生きた構造が持つ形態の途方もない多様性を認め始めるだろう．この情報は，研究室にいるラットやハムスターの組織標本の研究で手に入るものとは全く異なる．この情報は重要度において上回る，または下回るということではなく，補完するものであり，無視できないものである．

外科的検査の復活

　高解像度デジタル映像イメージを撮影できる最近の技術能力の進歩により，外科医はこれまでよりも生物体に近づいて詳細に観察できるように

ってきた．現在，外科医は，標準の顕微鏡（40倍）と同じ倍率で高解像度イメージを得ることができる．非常に重要なことに，これらのイメージは，生体内（in vivo）かつ本来の位置（in situ）で得ることができる．もちろん，電子顕微鏡はずっと大きな倍率で調べることができるが，死んだ組織の標本しか調べることができない．死んだ標本は乾燥し，さまざまな物理的処置と化学溶剤が用いられている．これは生体組織の生体内観察とは明らかに違うものだ．

しかし，これらの限界にもかかわらず，光学・電子顕微鏡による観察は細胞に関する相当な量の知識を増やした．そして，19世紀には科学者によって重要な発見がなされた．これらの知見は驚くべきものであった．というのも，我々人間が，「細胞」という他の生物界と同じ基本要素で構成されていることがわかったからである．細胞は，個々の種で違う可能性がある．しかし，それらは共通の形態を持ち，同じように機能する．細胞は，基本となる建築ブロックである．「遺伝暗号」，つまり遺伝情報という魔法書を含んでいるからである．これは，新しい細胞の機能的要件により，同一細胞や分化細胞の複製を可能にする．細胞は，自身を修復し，新しい細胞に分裂できる．細胞は，ほぼ至る所にあり，生きた身体のすべての機能的要求を満たしている．

20世紀の間に，生物学者によって行われた科学研究は，ほとんど細胞だけに集中した．細胞とその構成要素に関する研究の量は膨大である．世界中のすべての国が何らかの形で参加しているため，まさしく国際的な取り組みの好例である．その結果，細胞の複雑な機能的機序は，現在十分に理解されている．しかしながら，細胞間の交換メカニズムはさらなる研究を必要とし，これらの過程（プロセス）を説明しようとする仮説は，多くの場合で矛盾している．外科医は，これらの仮説に関して意見を言う立場にはない．なぜなら，このような仮説は，研究室で行う研究の知見に基づくもので，手術室で生体組織を観察する状況とは全く異なるためである．しかし，内視鏡カメラを患者の生体組織内部に入れるとき，認識は変わる．これらの研究室ベースの仮説を支持する基本的な仮定と「一般に認められた当たり前のこと」はもはや信頼できるとは思われない．内視鏡技術のおかげで，外科医は再び，このほとんど未踏の世界への冒険に乗り出し，生体組織に関する知識と理解を広げることが可能になった．私は，この知識を共有することで，健康と疾患における身体の機能に関してさらに多くのことを学べると考えている．

内部組織の内視鏡検査

1995年，私は低解像度イメージしか映らないモノクロCCDカメラがついた外科用顕微鏡を用いて，生体組織の研究を開始した．2001年には，関節鏡検査用にデザインされた内視鏡を使い始めた．

続いて2005年，高解像度技術による接触内視鏡検査で，ぼやけて，不明瞭な写真をシャープではっきりしたイメージに変えることができた．高解像度のイメージは生体組織の本物の構造とふるまいに関する証拠を示して

図Int. 3
手術中の内視鏡の使用.

映像Int. 1

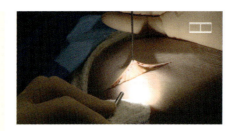

くれる（図Int. 3, 映像Int. 1）.

　本書の写真はすべて, 計画的な手術中に撮影された. 当然, この種の術中内視鏡検査は, 患者が同意する場合のみ行っている. 撮影のための時間は30分までと制限し, 外科チームの仕事の邪魔にならないようにした.

　これらの外科的介入は, 外科的止血帯を用いることもあれば, 用いないこともあった. 止血帯を使用することで, すっきりした無血領域を提供し, 詳細な観察が可能になる. しかし, この条件下で得たイメージはむしろ活気がなく, 生体組織の明るい色を再現しない. 止血帯がない場合の撮影は, ずっと生き生きとしたイメージとなるが, 撮影は血液の管外遊出によって妨げられる（図Int. 4A, B）.

図Int. 4
A　止血帯を使用した手術中の皮膚横断面. 出血は見られない（5倍）.
B　手術中における血液の管外遊出を示す皮膚の横断面（5倍）.

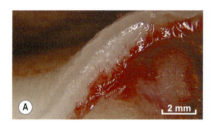

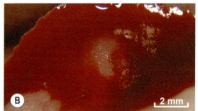

　本書に付属する映像は, フルハイビジョン・カメラ, 柔軟な光ファイバーケーブル, レンズ, 冷光ソースなどを合わせた内視鏡で撮影されている（図Int. 5）.

図Int. 5
外科的内視鏡検査で使う器具. フルハイビジョン・カメラ付きの内視鏡, 冷光ソースを光源とした柔軟な光ファイバーケーブル, および外科用器具.

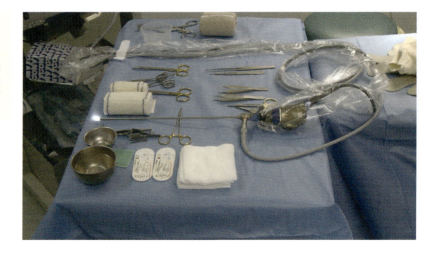

私は倍率を可変でき，優れた焦点を持つ2.5mmまたは4mmのレンズを用いた．しかし，被写界深度は非常に限定される．カメラは外科的切開に沿って動かし，映像は手術室のスクリーンを通してリアルタイムで見ることができる（図Int. 6）．この新技術のおかげで，これまで得ることが不可能であった解像度と詳細を得ることができた．

図Int. 6
外科的内視鏡検査を行っている手術室のスクリーンで，映像をリアルタイムで見る．

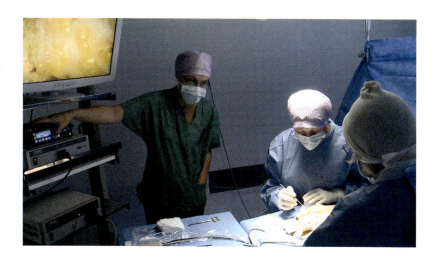

イメージの美しさ

写真を最初に見たとき，その美しさは私を驚かせた（図Int. 7，映像Int. 2）．この美しさは，生体組織の撮影を続ける励みになった．生物体は美しく，鮮やかな赤色，濃紺色，淡黄色，鮮黄色，銀白色，パールホワイト，藤色，および紫色といった幅広い色がある．

図Int. 7
線維と色の世界（10倍）.

映像Int. 2

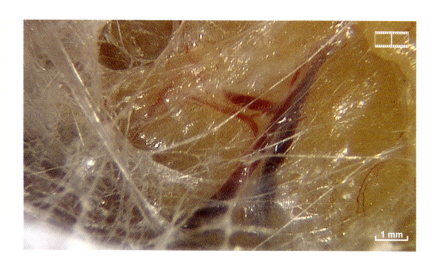

観察される新たな現象

別の印象的な特徴は，外科的切開を行った直後の組織の湿潤である．止血帯がなければ，出血は直ちに起こり，組織の観察を妨げてしまう．しかし，空気止血帯で血がないすっきりした視野になるようにしても，液体は

創傷からしみ出して，切開した側を伝っていく．これは，下にある組織が常に水和しているという証拠である（図Int. 8，映像Int. 3）．例えば，オレンジの皮をナイフで切るといった，液体を含んだ構造を切る場合に，この現象を見ることができる．このような構造は，気圧や手術室の照明が発する熱にさらされるとすぐに乾燥してしまう．水和していない組織構造は，外科用器具に少し付着してしまい，手術中，定期的に湿らせる必要がある．

図Int. 8
止血帯を用いても，構造を一定して湿らせている（130倍）．

映像Int. 3

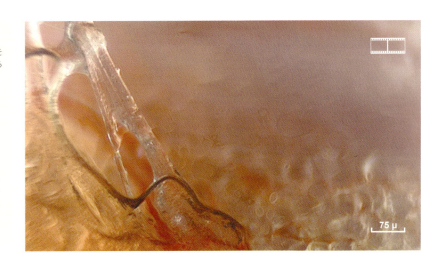

図Int. 9と映像Int. 4では，外科的切開の端は自然に離れていき，拡張現象と表皮の退縮性陥入を見ることができる．これはもう一つの現象を例示している．表皮はすべての身体の構造と同じく，内因性緊張の下にある．

図Int. 9
皮膚の横断面．皮膚切開の端が陥入し，体内の圧力の影響で，脂肪小葉が現れている（2倍）．

映像Int. 4

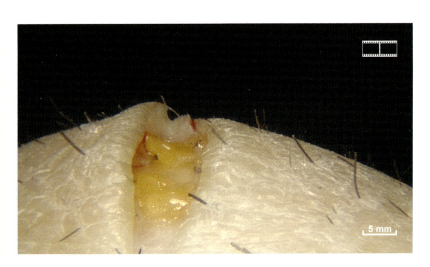

すべての利用可能な空間は，構造体によって占められている（図Int. 10，映像Int. 5）．何もない空間はない．筋，動脈，および静脈を区別することはできるが，これらを囲む結合組織の湿った，透明なベール（帆）は別である．この結合組織は，解剖学的組織の間の領域を満たしている．解剖学的組織の間にある「仮想空間」の領域を見分けることはできないし，従来

の解剖の教科書で記述されるような外科的平面を見ることもできない．生物体は切開で分離可能な異なる解剖学的組織を持っているが，生物は個別パーツが単に集合したり，組み立てられたりしたものではない．

> **キーポイント**
> 身体という生物体は，全体が統合されている．

図Int. 10
身体には何もない空間はない．利用できるすべての空間はふさがっている（5倍）．

映像Int. 5

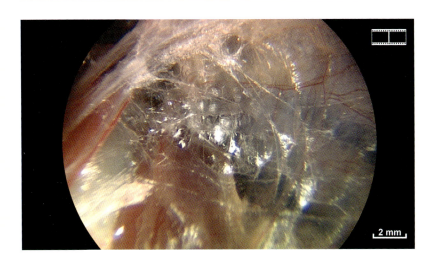

外科医は，すべての人間で，同じ肉眼解剖を観察している．身体は同じ青写真からつくられるため，我々は皆，2本の腕と2本の脚があり，内臓は同じように配置されている．しかし，解剖学的組織を詳しく観察していくと，我々全員が異なることがわかる．各人間の構造は，ユニークである．

発見の旅

本書で説明していく，好奇心の強い外科医によるこれらの観察は，予想を超えるものであった．私は指の屈筋腱を再建する専門的な手技を開発できるよう，腱が隣接組織をどのように滑走しているか理解しようと思っただけであり，知的好奇心はそこで止まっていた．私は腱鞘内で腱を何らかの形で滑走させている結合組織の存在に気づいており，傍腱組織，腱鞘，および内臓鞘と膜の鞘の間にある仮想空間に関しては知っていた．代表的な解剖書は，これらの構造を腱鞘の内部で腱が移動するという心強い論理的な理論で説明している．しかし，内視鏡で生体組織を観察していくと，この理論が不正確で，どうしようもなく不十分であることがわかった．

したがって，私は，外科医と解剖学者によって長く無視されてきた，この結合組織の研究に細心の注意を払うようになった．私は，結合組織がコラーゲン線維のネットワークで構成されていることに気づいて大変驚いた（図Int. 11，映像Int. 6）．コラーゲン線維は，論理性なしで，全く無秩序な形で配置されている．私は，この結合組織の複雑な体系を理解しようとする作業を断念することもできた．しかし，結合組織が非常に正確かつ巧妙に隣接組織の効果的で独立した運動を行わせている可能性に興味をそそ

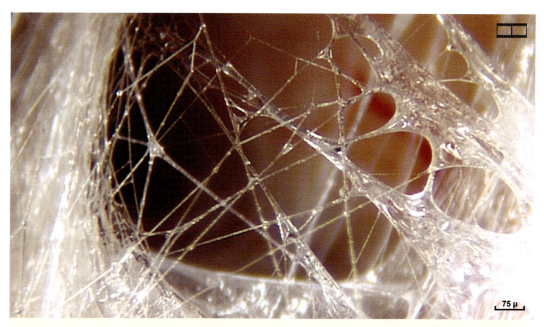

図Int. 11
典型的な原線維ネットワーク. 線維は全く無秩序に配置される (130倍).

映像Int. 6

DVD

られた. 明らかな**カオス**と効率は, 共存することができるのだろうか?

すぐにわかったのは, この滑走システム (私が「微小空胞コラーゲン吸収システム」< Micro-Vacuolar Collagenic Absorbing System：MVCAS >と名づけたシステム) が, 身体のあらゆる場所にあり, 身体の主要なフレームワークを構成していると考えられることであった. 私は外科的切開を始めた初期にはこれに注意していたが, 当時, 私は見ているものを理解していなかった. 私の論理的, 実用的, デカルト主義的精神は, この発見を受け入れる準備ができていなかった.

あなたがこれから読んでいく内容は, 生体組織を長年観察してきた成果である. 内視鏡手術を施す外科医は誰でも, この成果を確認できる. 滑走システムは, 生体組織内で隣接した解剖学的構造間での運動を可能にする. このシステムは, カオス的に組織されているため, このシステムがどう機能するか理解しなければならない. そうすることで初めて, 我々はこのシステムを説明することができる.

組織連続性 1

要約

内視鏡検査による最初の観察により，内部組織のすべてはつながっていて，相互接続しているように思われる．つながりを提供するのは細胞ではなく，豊富な線維，原線維および微細線維であると強調することは重要である．徐々にわかってきているのは，身体は，肉眼（巨視的）から顕微鏡的まで，表面から深部まで，あらゆるレベルで，原線維ネットワークによってつくられているということである．この原線維ネットワークは，身体の要素を形づくるのに主な役割を果たしている．身体の形態を決定するのは細胞だけではない．むしろ，細胞自体も，細胞が埋められている細胞外システムにより形づくられている．

組織弾性に関する初期の理論

　我々が，皮膚をマッサージしたり，伸ばしたり，つねったり，持ち上げたりすると，牽引に対して若干の抵抗を感じるが，皮膚は裂けない．牽引している皮膚を放せば，まるで記憶があるかのように元の位置に戻っていく（図1.1）．組織は，マニュアルセラピストがかける力にすぐに反応し，それから初期状態に戻る．身体全体の形状は，維持される．形状を回復させ，完全性を維持する身体の能力は重要であるが，その重要性はたいてい，気づかれないままである．

図1.1
A　皮膚を持ち上げると，牽引に対して漸増する抵抗を感じ，障壁に達する．
B〜D　皮膚を離すと，組織の記憶があるかのように，ゆっくり最初の位置まで戻る．

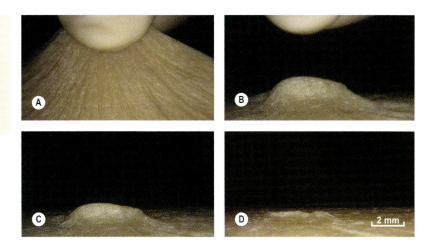

2 mm

　過去には，医師が「弾性」「柔軟性」および「可塑性」といった用語を用いて，この現象を解説した．しかし，満足のいく生理学的説明はできていない．20世紀には，解剖学教科書の著者達は，機械論を強調した視点から，仮想空間の概念（図1.2）と組織の階層化に言及することで，この現象を説明しようとした．当時，結合組織の役割は，単なる包装や臓器間の空間を満たす詰め物であり，解剖学的構造の間で滑走を助長し，骨，筋，および神経といった組織をつなげていると考えられていた[2-6]．記載解剖学（descriptive anatomy）は，ほぼその認識で止まってしまった．それから，顕微鏡の時代がやって来た．光学，電子，光トモグラフィー，走査，および透過の技術を用いて，細胞という全く異なるレベルでヒト組織を調べていった．

図1.2
仮想空間
A, B 銃身の弾丸の運動
と比較して，解剖学的構造
の滑走運動の複雑な現象
を単純化したモデル．

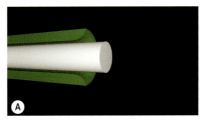 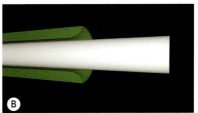

術中内部組織の内視鏡検査が新しい枠組み（パラダイム）につながる

　内部組織の内視鏡下手術は，人体解剖学に関する我々の認識を変えた．この技術により，動いている生体組織を多彩なイメージで示すことができる．静止して死んでいるのとは対照的に，生きて動いているヒト組織を研究できる．

　現在，我々は手術中，生きた身体を3つの異なるレベルで調べることができる．

- **肉眼**レベル：ライブ解剖例（**図1.3**，**映像1.1**）のように，肉眼で観察できる．

図1.3
肉眼レベル（拡大なし）の
前腕前部の切開．

映像1.1

DVD

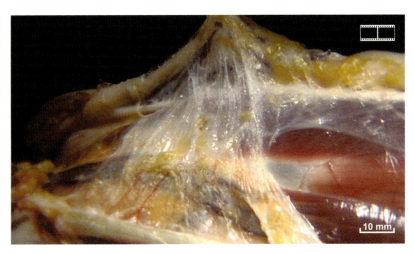

10 mm

- 中視レベル：倍率を2倍にしたライブ解剖例（**図1.4**）のように，観察に肉眼を用いるが，明確にするのに多少拡大する必要がある．
- 顕微鏡レベル：肉眼で見るには小さすぎるが，標準の顕微鏡を用いて観察するには十分なサイズとなる．倍率を10倍と40倍にした皮下組織を示す（**図1.5**，**図1.6**）．

キーポイント
中視レベルで最初に気づくことは，組織の連続性である（図1.7）．

図1.4
中視レベルで見た，前腕前部の表面の皮下切開（2倍）．

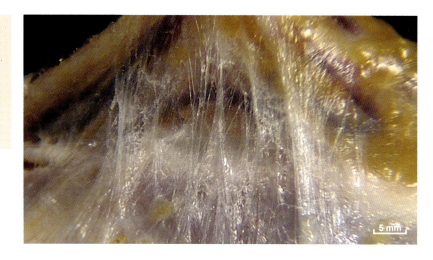

図1.5
顕微鏡レベルで見た，前腕前部の表面の皮下切開（10倍）．

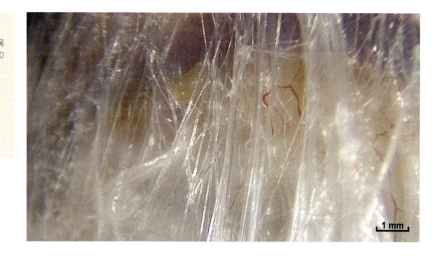

図1.6
顕微鏡レベルで見た，前腕前部の表面の皮下切開（40倍）．

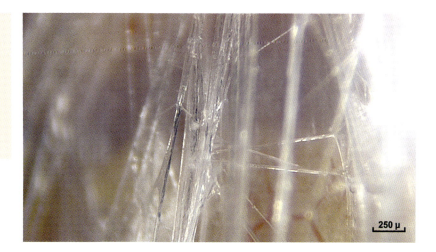

図1.7
皮下世界に関して我々が受けた最初の印象は，秩序はないが，連続性があるというものだった（20倍）.

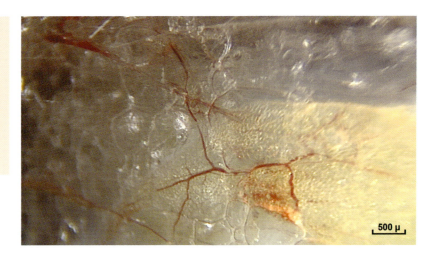

500 μ

　組織連続性の概念を検討しなければならないのは，おかしく思うかもしれない．しかし，過去には，解剖学者は身体を区分する傾向があった．しかしながら，我々が見ていくように，結合組織はこれまで信じられてきたよりも，身体においてずっと複雑で，重要な役割を果たしている．

一般の解剖学的結論

組織連続性：層も空間もない

　肉眼で見ると，結合組織は一見してほとんど同じで，重要ではないように思われ，解剖学者の興味の対象にはほとんどならなかった．しかし，カメラが異なる筋グループの間の空間にゆっくり接近すると，非常に絡まって織り交ざった乳白色の線維に突き当たり，これらの線維が完全に連続してつながっていることがわかる．外科的切開の間，これらのイメージはきらめきながら動いていく鏡と，短くついたり消えたりする照明のショーに変わる（図1.8，映像1.2）．これらの映像は何なのだろうか？　これらはどのように，そしてなぜつくられるのだろうか？　これらは筋組織と皮膚の下になぜ存在しているのだろうか？

図1.8
線維の世界は至る所に存在する（65倍）.

映像1.2

DVD

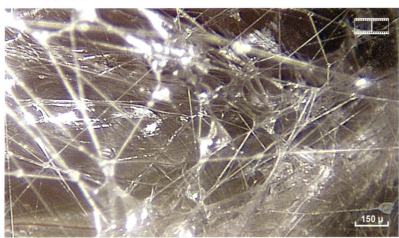

150 μ

　手術中，外科医は，組織をつなげているこの構造を分離して，引き裂いて，破壊しなくてはならず，多くの場合，この構造に気づくことはない．この構造は，臓器の一部ではないように思われ，たいてい臓器に近づくのを妨害している．手術する部位を露出させるために，外科医は到達経路をつくらなければならない．途中，大量に密集して，異質な線維を突破する必要がある．この線維はすべての内臓を囲んで，包んで，つないでいるようだ．線維によるこの連続体は，身体全体のすべての空間に存在し，通常，結合組織と呼ぶものである．このいわゆる結合組織が，身体のあらゆる所に存在し，筋の深さから皮膚表面まで異なる組織をつなげていることを強調するのは重要である．

> **キーポイント**
> **結合組織ネットワークは身体全体で，肉眼レベルから顕微鏡レベルまで存在し，原線維により，組織学的な連続を提供している．**

　身体全体に及ぶ原線維ネットワークのこの連続性は，多くのマニュアルセラピストが持つ全体論的視点と一致する．従来の教義とは逆に，何もない空間は存在せず，組織は別々の層として互いに滑走するわけではないことがわかった．身体にある結合組織の**全体的**性質は，明らかである．しかし，この組織は，単に「結合」しているだけなのだろうか？　それが本当に唯一の役割なのだろうか？

原線維の連続性：細胞外世界の存在
細胞はあらゆる所にあるわけではない

　形態学的な基本単位としての細胞の認識と，タンパク質産生における細胞の役割の理解は，重要な発見であった．形状は，**脂肪細胞**，筋芽細胞，または骨細胞にせよ，細胞が集まることで決定される．肝臓，甲状腺，および骨は，すべて，高密度化細胞構造の例であり，それぞれ特定の機能がある．しかしながら，これらを構成する細胞の要素は，確かに必須ではある

図1.9
細胞はここに存在しているが，あまりに分散している．その数と量が形状に影響するには不十分である（100倍）．

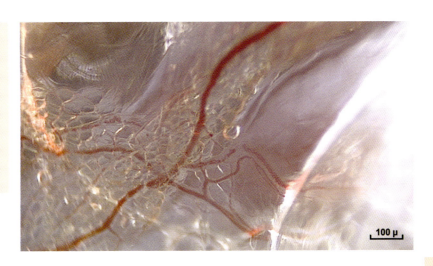

100 µ

が，形状には全く関与していない．時に，細胞は，解剖学的構造の形状に
影響するには，あまりに散らばっている．

○╼ **キーポイント**
細胞は組織連続性には関与しない（図1.9）.

　細胞は外部条件に敏感で，生きて機能するために，ある種の構造的サポ
ートを必要とする．細胞は孤立して存在することはない．

　細胞の研究は，科学的な注意を独占し，多くの資金を動かしてきた．し
かし，細胞外の世界は，ほとんど未踏のままである．事実上，この世界は
科学的に研究されていない砂漠である．顕微鏡のレンズで細胞だけを研究
する場合，細胞を囲んでいるものを忘れるリスクがある．

　身体のある領域には細胞が全く存在しない場合があるのに対して，同じ
ことは細胞外の原線維物質にはあてはまらない（図1.10）．これほど線維
が多くあるのに，解剖学と組織学の教科書にある図では，肥満細胞と線維
芽細胞の間に数本のコラーゲン線維やエラスチン線維しか描かれていない

図1.10
この例のように，一部の領
域では，細胞はほとんど存
在しない．しかし，原線維
物質は常に存在する（65
倍）.

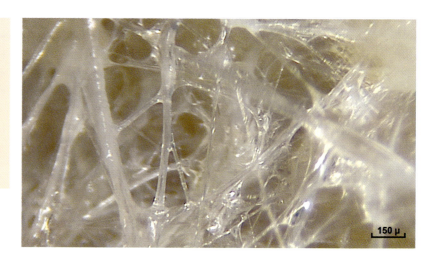

150 μ

図1.11
現在の解剖学と組織学の
教科書のほとんどで見られ
る，細胞外マトリックスの
典型的な表現.

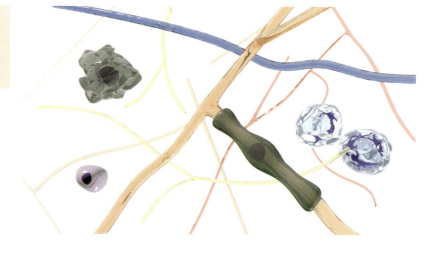

のは意外である（**図1.11**）．これほど単純に描かれたのはなぜだろうか？これほど単純であるなら，なぜ，結合組織，細胞外マトリックス，基質，および間質腔のように，この細胞外世界を表す用語がいくつもあるのだろうか？

　複雑ですべてを包括する細胞外の原線維世界が大変重要であることを，我々の観察が示している．原線維世界は細胞を囲んで，形状と形式をつくらせて維持させる．しかし，これは生きた状態においてのみ認められることだと完全に理解できる．したがって，原線維世界を研究するために，我々は生きた物体を調べる必要がある．この理由から，我々は，生きた患者の生体組織を研究するためにビデオ内視鏡検査を用いてきた．

　それでは，この細胞外世界とはどんなものなのだろうか？　生きた身体で観察すると，その至る所に偏在する性質が明らかとなる．したがって，この重要性を調べ，理解するときが来た．

構造の連続性：絡み合う原線維と微小立体
微小空胞の概念

　皮膚を切開して，小さいフックで上に軽く引っ張ると，最初に互いに積み重なっていた構造の要素はゆっくりとほころんでくる（**図1.12**，**映像1.3**）．これらの要素は肉眼でかろうじて見えるぐらいである．そのため，高倍率の内視鏡による詳細な観察でのみ明らかになることを覚えておいてほしい．

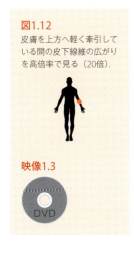

図1.12
皮膚を上方へ軽く牽引している間の皮下線維の広がりを高倍率で見る（20倍）．

映像1.3

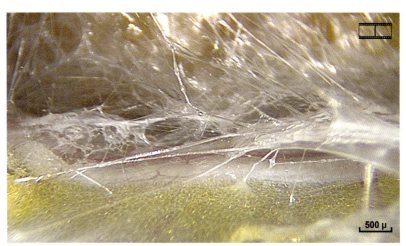

500 μ

　これらの要素は平らになっているが，互いに重なることで立体となり，形状と形式を形成している．皮膚下の細胞が規則的に配置されている，という一般的な仮定は間違っている．

> 🔑 **キーポイント**
> **無細胞空間は非常に多くあるが，それらは何もない空間ではない．**

　実際，多様な色と不規則な幾何学的形態を持つ，明らかに同一の組織が

これらの空間を満たしている（図1.13）．10〜60倍の倍率で生きた構造を観察すると，多面体ユニットが繰り返す，網目に織り込まれたネットワークが現れる．私はこの多面体ユニットを「微小空胞」（microvacuole）と名づけた．微小空胞は，交差する原線維の間にある腔で作られる立体である．「微小空胞」という名前を選んだのは，細胞が存在しない空間と立体の概念を強調するためである．「微小腺胞（microalveolus）」という用語を考えたが，非常に規則的な幾何学的構造を持つ肺組織や，蜂の巣のハニカム構造を暗示したため破棄した．

図1.13
絡み合った線維による均一性による多様性は，色と形状を反射するシートの中で輝いている．明らかな秩序はない（65倍）.

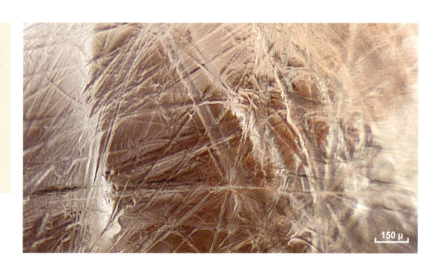

150 μ

キーポイント
微小空胞は立体の構成単位であり，原線維が横切って，囲んでいる連続した構造ネットワークに存在する微視空間または微小立体である．

　微小空胞の形状は，全く不規則であるものの，ごく単純な多面体である（図1.14）．各微小空胞は独自の形状と形式を持つ．2つとして同じものは

図1.14
微小空胞：立体の不規則な多面体単位を形成する原線維の三次元交差（130倍）.

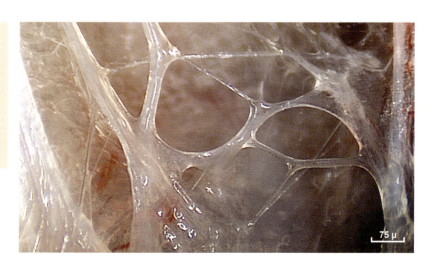

75 μ

ない．原線維は全方向に走っている．驚くべきことに，パターンはあらかじめ決まっているわけではない．そのパターン配置には明白な論理性がない．原線維は相互接続し，互いに交流する．原線維の直径は数 μ m で，非常に多様な長さと不規則な厚みを持ち，秩序がない．カオス的で茎の格子細工のような外見となっている（図1.15）．

図1.15
微小立体は微小空胞の連続性で形成され，原線維の長さ，厚さ，および大きさにおいて無限の多様性を示し続ける（130倍）．

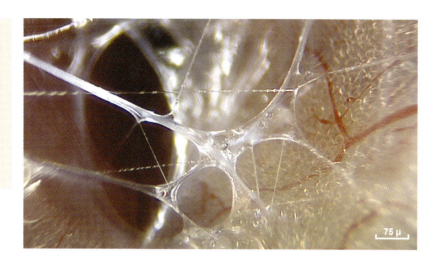

75 μ

　この細胞外世界のすべてが，不規則かつ多面体となる傾向があることを強調するのは大切である．これらの多面体は単純な形状であるが，面は主に三角形，四角形，五角形，または六角形となっている．これらはまれにさらに複雑になる．この傾向は，一定して変わることなく観察される．

　多様性は，至る所にある．長い原線維や短い原線維を観察すると，垂直，斜め，横に走ったり，近づいたり，離れたり，密度が変わったりする．一部の生物物理学者がカオス的と呼ぶ[7-9]．この構成物は，別の特徴を示す．この不規則なネットワークの**フラクタル化**である．フラクタル化は，従来の教育を受けた我々が予想することと矛盾するため，確かに多少驚かせ混乱させる．しかし，これは否定できない事実であり，無視することはできない．似たデザインの小さい構造が，大きい微小空胞の中で見つかり，ロシアのマトリョーシカ人形のように組み合わさっている．

キーポイント
多原線維と多微小空胞による結合組織のフレームワークは身体中で見られ，基本的に，不規則でフラクタル構造から成る（図1.16）．

図1.16
多様性はあらゆる所にある
（130倍）.

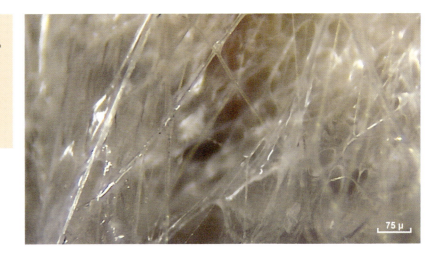

75 μ

　微小空胞は，身体を構成するフレームワークの基本的な形態的単位なの
だろうか？　この一般的な印象には，裏づけとなる証拠が必要である．詳
細な解剖研究によってのみ，証拠を得ることができる.

詳細な観察による解剖学的結論

表皮から海綿骨までの
ヒトの組織切片

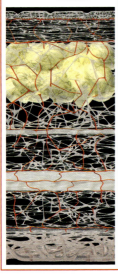

　理解しやすいように，表皮から真皮，角皮下層，皮下組織へ，そして腱
膜，腱，筋および骨といった深部組織まで，組織層と解剖組織の標準的な
分類と配置を採用した．本文の隣にある図は，皮膚表面から骨膜に及ぶ組
織内原線維ネットワークの連続性を簡略化して示している．身体において，
組織は階層化されておらず，分離された層は存在しないのだ.

皮膚

　身体の内部構造の外部にある境界は皮膚である．皮膚は2つの世界を分
離している．皮膚は，他と自身の間，人体と周囲の環境の間にある境界で
ある.

　皮膚に関しては，解剖学者，臨床医，および科学者の研究により，すで
に多くの知識がある．自己と環境の間にある境界としての皮膚という認識
は，詩人，芸術家，および哲学者に影響を与えた．より最近では，科学者，
解剖学者，および臨床医は，皮膚の組成を明らかにするために，その形態
と機能をさらに詳しく研究している．しかし，皮膚の構造と組成は十分に
理解されているものの，以下の問題は残る.

- 皮膚はどのように動くのか？
- 運動中，どのように皮膚の構成要素はすべて適応し，互いに連結してい
  るのだろうか？

　我々の最初の観察で，皮膚表面の形態は幅広い変動を持つことがわかっ
た．同じ人でも多くの形状があり，そのすべては同じ基本的な多面体パタ

ーンの変動であることは興味深い．このパターンは，三次元多面体構造の可視可能な外面からたくさん形成されており，次のセクションで見ていく表皮を構成している．

　構成要素の表面は，正方形，隆起により平行した円柱，波のような砂丘，または，ひし形の板のようなものまである．皮膚は，若さで輝いたり，年齢とともにたるんだり，風化でしわになったり，体重が減ると，薄くなったりする．肉体労働者の手掌やジョギングする人の足底のように，皮膚は人の活動に反応して変化するのがわかる．皮膚病で見られる特徴的な深いしわや，妊娠中に起こる真皮の断裂である妊娠線などのように，変化は内因的な影響の結果としても起こる（図1.17）．

　皮膚の形態は著しく変化するが，皮膚は多面体の形状のフレームワークの中に常に織り込まれている．このフレームワークは単純で，根本的で，不規則であるが，解剖学の文献ではほとんど記述されることはない．

　これらの観察は，さらに多くの疑問を生じさせる．

- なぜ，皮膚表面は多面体の形で構成されているのだろうか？
- なぜ，皮膚表面は完全に滑らかではないのだろうか？

図1.17
身体の異なる部分のさまざまな皮膚パターン（5倍）．
A　肩
B　手掌
C　指腹
D　腹部（妊娠線）
E　大腿
F　足底
G　若い皮膚
H　高齢者の皮膚

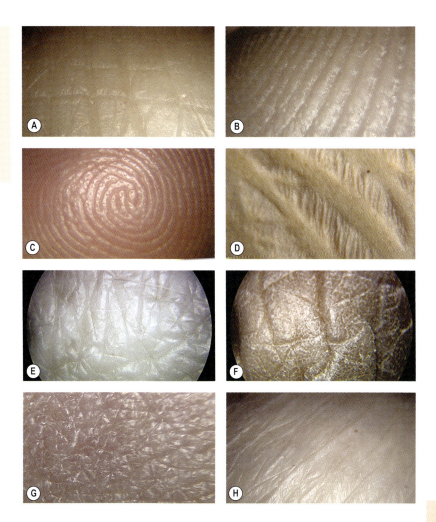

表皮

　表皮は小さい多面体がその表面に刻まれている．それらすべては，不規則で異なるものの，三角形，四角形，または五角形に限られる．各辺の長さは約500μmで，多面体の境界線は約50μmの幅である．隣り合う多面体が似ることはなく，分布は非常に不規則である．これらの多面体は三次元で動く（図1.18，映像1.4）．これらが動くと，表面の構造でさえ，フラクタルかもしれないことを示す変化を見ることができる．ある多面体は別の多面体におさまる．大きな多面体の内側では，小さい多面体がそれぞれ，隣り合う多面体と合わさっている．

> **キーポイント**
> **皮膚表面は，不規則な多面体の複雑なモザイクパターンになっているように思われる（図1.19）．**

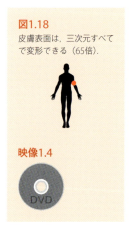

表皮

　日常的な活動で皮膚を伸ばしたり，しわになったりするとき，これらの小さな多面体が移動している．これらの形状と外見は変化し，力を抜くと初期状態に戻る．日常生活で行う運動は，わずかで通常は気づかない変化を引き起こしている．より詳細な観察では，皮膚への圧力の程度により，力の線が垂直から水平に変わり，それからぼやけて明瞭でなくなり，そして再び現れるのを見ることができる．

　我々が手術用顕微鏡を近づけると，この多様性はさらに印象的になる．しかしながら，レンズを近づけて明瞭に撮影するのはさらに難しい．なぜなら，被写界深度が浅くなってしまうのと，静止している患者の体内の微細な運動が，呼吸と脈動により増幅されるためである．

図1.18
皮膚表面は，三次元すべてで変形できる（65倍）．

映像1.4

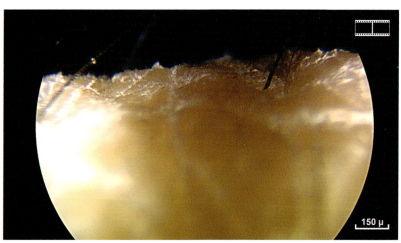

150 μ

　それでも，スローモーションにして，特に高倍率で再生した映像記録を注意深く観察することで，これらの変化がわかる（図1.20，映像1.5）．加わる物理的な力による圧力に対する反応は，明らかである．さらに，各多

図1.19
A　皮膚表面の不規則な多面体（40倍）.
B　拡大すると，大きな多面体内部に同じ多面体の不規則性が見える（65倍）.

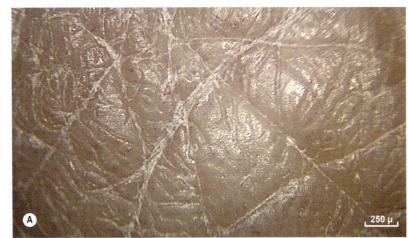

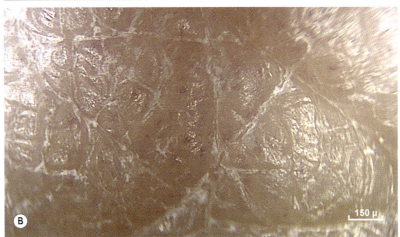

図1.20
静止位置から力学的圧力の適用を終えるまでの間，皮膚の表面の多面体は形態を変化させ，新しい力の線が現れる（100倍）.

映像1.5

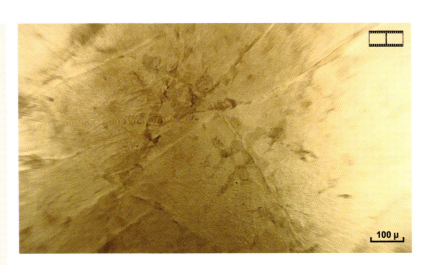

面体の内側には，さまざまな寸法と形状を持つ他のサブユニットを観察できる．サブユニットは，張力が線維を圧倒し，最終的な形態を生じるまでは不活発なままである．隣接した多面体の間にある境界を示す溝は，加わ

った圧力の方向に溝自体を位置調整させ，力線を構成する．

多面体を牽引して，拡大して見ると，多面体を分離する溝が広がり，変化する形に適応することがわかる．多面体の間にある溝は，広がったり短くなったりすることができ，隣接する多面体は多くの場合，互いに重なり合う（図1.21，映像1.6）．これは適応性が高く，変化可能な全体的なシステムの証拠である．しかし，圧力がなくなると，システムは記憶していたかのように，正確に元の配置に戻る．システムの範囲内のすべては，同質でまとまっている．これは力学的な圧力の分散を促進するフラクタル化だと思われる．

図1.21
皮膚の多面体は個々の運動を示す．皮膚の多面体は互いにぶつかって，接近し，消えて，再び現れる．境界は移動し変化する（100倍）.

映像1.6

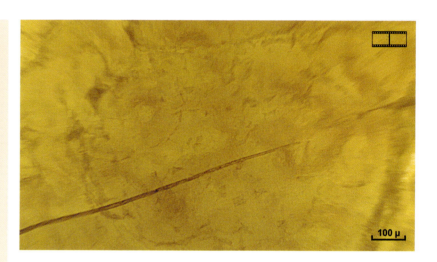

フラクタル構造に基づくこの動的なふるまいは興味深い現象であり，第5章にて詳しく説明する．それは，しわが詳しく見える手掌の皮膚のような，露出した皮膚で簡単に観察できる（図1.22）.

図1.22
小さい多面体は大きな多面体の内側で動く．この現象はフラクタル化として知られている（65倍）.

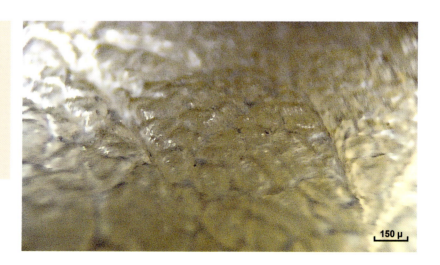

多面体の体操的機敏さ，形状と方向を変える明らかな機械的能力，予想外の圧力線の出現は，皮膚表面と表皮の奥の間にある物理的つながりの存

在を示す.

　図1.23にある写真は，内視鏡で組織に直接接触して撮影したもので，生きた皮膚の横断面を示す．つまり，我々が予想する通り，表皮は皮膚表面から真皮へとほぼ垂直方向に走る軸に沿って，収束性の力線を形成する線維によって構築されている．表皮にある多面体間の溝の底と，基底膜表面にあるくぼみには，密接な関係がある．角質層上にある表皮表面の溝がはっきりしないと，下にある顆粒層，有棘層，および基底層は，低いアーチに形を変える．角質層上にある表皮表面に深く溝が生じると，下にある層の再構築はさらに顕著なものになる.

図1.23
A　多面体の間の溝は，ほぼ垂直で，表皮と真皮で生じる不規則な力線と一致する（100倍）.
B　表皮表面の構造は，真皮深部にある構造に影響されるようだ．これらの力線は，表皮の横断面で見ることができる（100倍）.

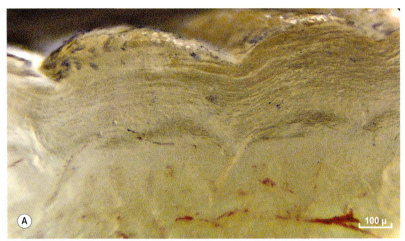

100 µ

A

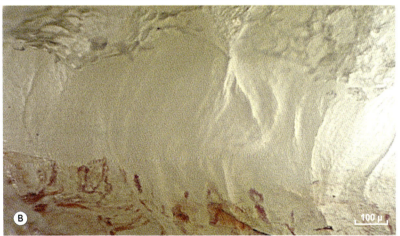

100 µ

B

キーポイント
表皮は，密接につながった原線維による動的形態構造を持つ（図1.24）.

図1.24
原線維ネットワークがどのように表皮表面を形成するかを表すモデル（130倍）. 表皮には表皮細胞が埋め込まれている.

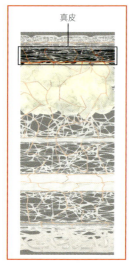

真皮

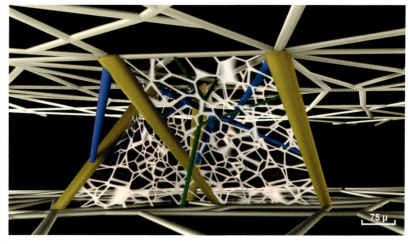

75 μ

表皮表面は，滑らかなタイル張りの床のようではなく，カオス的モザイク模様に近い. この皮膚構造は不活性ではない. 皮膚は生きていて，制約下にある. 線維は，フラクタル的かつ不規則に配置されている. 皮膚は完全な組織記憶により，常に元の位置に戻る.

真皮

表皮と真皮の一部を切り開くと，我々は最初の外科的観察を行うことができる. 真皮の奥深くに，微細線維があり，真皮の細胞外マトリックスに侵入して貫き，その形状に影響を及ぼす. 10倍以上の倍率でないと見えないほど細いため，これらの構造を微細線維と呼ぶ（図1.25）.

図1.25
これらの線維は皮下領域から生じて，真皮網状層の深くまで侵入する（65倍）.

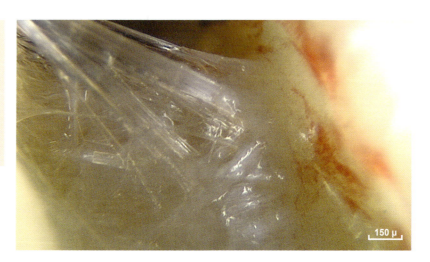

150 μ

皮下組織の奥に根ざすこれらの微細線維は，どのように皮膚表面で不規則な多面体を生じさせているのだろうか？

キーポイント
皮膚表面と深部の組織の間には，明確な物理的つながりがあり，皮膚を柔軟にしている．

　表皮と真皮の特定の横断面では，真皮，基底膜，および表皮を通過し，表皮の多面体の間にある溝にまで達する線維を明らかに見ることができる．微細線維は，基底膜緻密層と基底層を横切って，表皮とその表面を形成する（図1.26）．この物理的つながりは，写真ではっきり見ることができるが，表皮と真皮の一番上の領域である真皮乳頭層の相互関係は，予想よりもずっと複雑である．毛細血管のネットワークは，表皮の深部と真皮乳頭層の間にある領域に存在する．

図1.26
A，B　真皮と表皮の横断面．垂直方向に真皮と表皮を通り抜ける線維を示す．線維はさらに連続しており，複雑な相互関係を示唆する（100倍と130倍）．

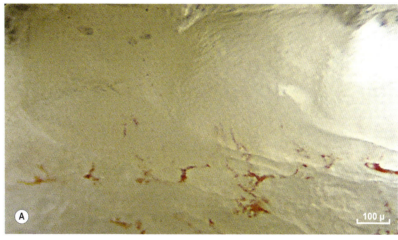

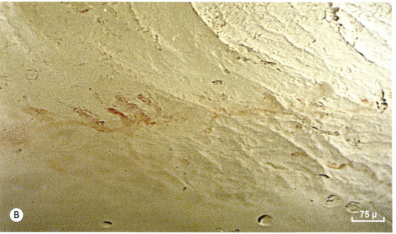

表皮を取り除くと真皮表面がある．真皮表面は表皮表面と類似した外見で多面体と溝があるが，両方とも傾いた軸を持つ不規則な三次元構造であるため，全く同じではない（**図1.27**）．

図1.27
A　外傷後の指先の真皮表面．指腹の表皮表面との類似性を示す（40倍）．
B　生体外検体の表皮表面（40倍）．（J.P. Delageによる組織標本）

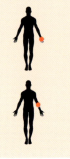

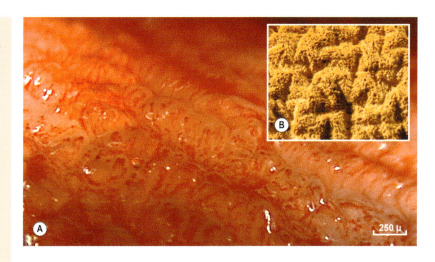

我々の観察は，真皮表面の溝の跡は2mm以上の深さにはならないことを示す．これより深い所では，細胞外マトリックスが異なって形成され，より不規則となるようである．

血管と神経は，垂直，水平，および斜位のネットワーク・システムを介した構造のあらゆる所に組み込まれ，非常に多様な形状を持つ真皮乳頭稜（皮膚小稜）と呼ばれる血管ループで終わる（**図1.28**）．

図1.28
A　真皮の血管を構成する乳頭状の血管（100倍）．

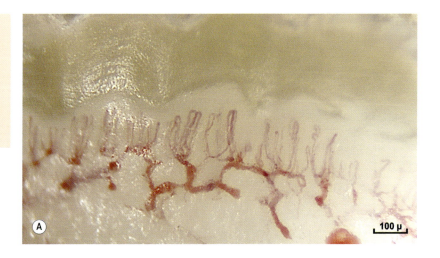

大きな可動性を持つこの世界で我々が最も印象を受けたのは，折りたたんだり，動かしたりできる表皮と真皮の全般的な柔軟性である．表皮と真皮の間には階層化や分離はない（**図1.29A**）．真皮の動きは，この織り交ざった迷路にある表皮と角皮下層の動きと連続している．神経と血管は，原線維ネットワークと調和して共存する（**図1.29B，映像1.7**）．

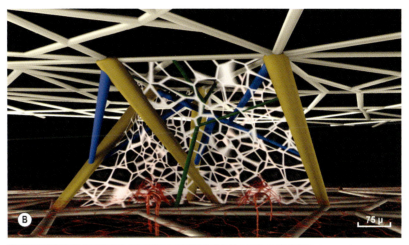

図1.28
B　表皮細胞の統合と原線維構造内の血管ループ（130倍）.

図1.29
A, B　表皮と真皮の柔軟性は, 内部では密集して不規則な原線維組織と結合があることを考えると驚異的である. これは各層が分離しているという概念を排除する（100倍）. 推定する真皮の可動性（65倍）.

映像1.7

DVD

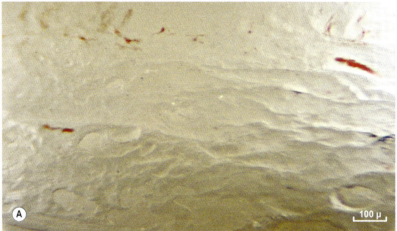

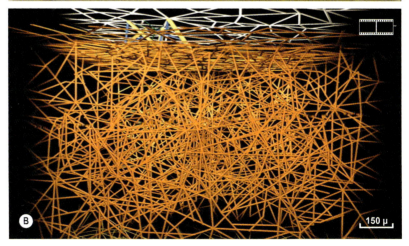

　真皮網状層の奥深くでちりばめられているのは, 脂肪小葉である. 脂肪小葉全体は原線維ネットワーク内で互いに物理的つながりを持っている. 表皮, 真皮, または角皮下層の間で, 組織が層化または分離した層になっていないことに注意すること.

　さらに探索を続けていこう.

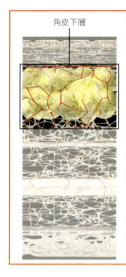
角皮下層

角皮下層

　表皮と真皮を越えると，角皮下層にある構造が持つ大きな可動性が明らかとなる．緊張下の脂肪小葉は，内圧力の影響で皮静脈の間に急速に突出し，真皮網状層の切断された端から鮮黄色の氷山のように現れる（**図**1.30，**映像**1.8）．

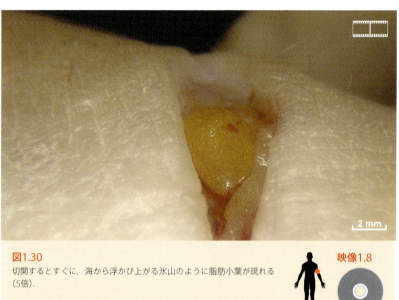

2 mm

図1.30
切開するとすぐに，海から浮かび上がる氷山のように脂肪小葉が現れる（5倍）．

映像1.8

DVD

　血管分布は，網状ネットワークと乳頭ネットワークの間で連続していることがわかる（**図**1.31）．そして，常識とは逆に，真皮網状層と角皮下層の間の原線維もすべて連続してつながっている（**図**1.32）．

図1.31
真皮網状層と角皮下層の間では原線維が全体的に連続する. 血管供給は, 真皮と角皮下層の間で絶え間なく連続する（10倍）.

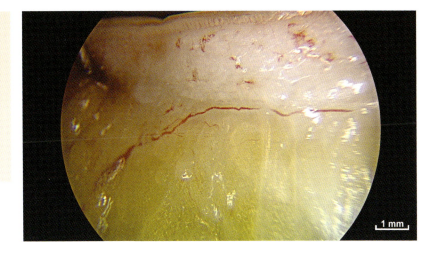

図1.32
真皮と角皮下層の間に断絶はない. 真皮は角皮下層から剥き取ったり分離したりできない. 組織層は分離していない（13倍）.

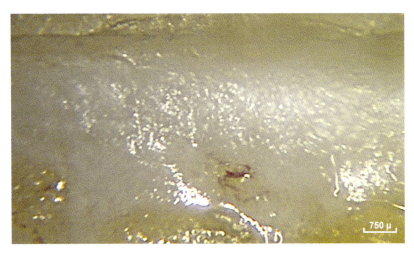

　　脂肪小葉は, 小さいオリーブ形のバルーンに似ている. これらの直径は, 数mm〜1cm, または2cmの間で変化する. 脂肪小葉の大きさはかなり変化するものの, 外見は一貫して平滑で, 丸い形状である（図1.33）.

図1.33
脂肪小葉にはさまざまな大きさがあるが, 類似した形状を維持している（10倍）.

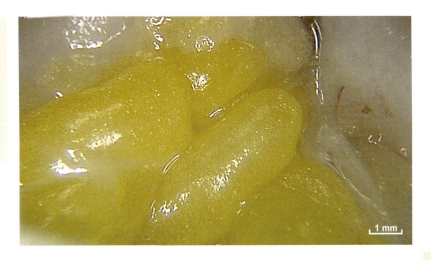

図1.34
線維と原線維は，脂肪小葉を構成して，おそらくその形状もつくっている（20倍）．完全な組織連続性がある．

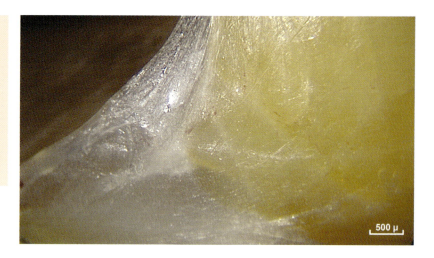

500 μ

　真皮から出た原線維は，脂肪小葉に入る原線維と連続している（**図**1.34）．これらの脂肪小葉は，真皮網状層の深部に埋め込まれ，原線維ネットワークの中で互いにすべて物理的につながっている．原線維は，脂肪小葉を囲んでいる（**図**1.35）．原線維は脂肪小葉を貫き，細胞間構造とつなげることで可動性を確保している．こうして，原線維は脂肪小葉内の脂肪細胞に枠をつけることで，脂肪小葉の形状の決定に寄与する．また，原線維は浅筋膜に向かって伸びている．浅筋膜は，脂肪組織の機能的・形態学的な特性に影響する．

図1.35
線維は，各小葉に入り込む．それらは，脂肪小葉内部にある脂肪細胞の配列に影響し，脂肪細胞の形状を決定する（65倍）．

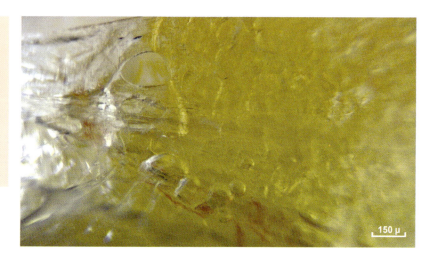

150 μ

　運動が外部から加わった際の，脂肪小葉にある何百万もの脂肪細胞の可動性は興味深い．外科医が外部から圧力を加えても，脂肪細胞を包む空間で脂肪細胞が平らになり，拡大し，曲がり，そしてそれらを含む空間内でよじれるが，互いに分離することはなく，完全な全体的調和がある（**図**1.36，**映像**1.9）．

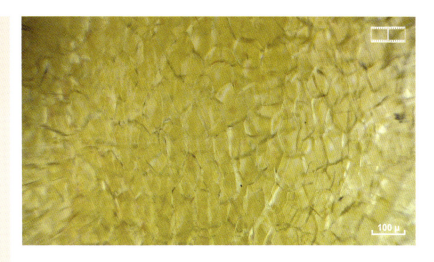

図1.36
脂肪細胞は原線維ネットワークによって支えられていて，すべて同時に動く．脂肪細胞は，原線維ネットワークに埋められている（100倍）.

映像1.9

脂肪細胞はすべてが同じ色というわけではない（図1.37）．脂肪組織は，一部の患者の特定の部位では白い場合がある．淡黄色から黄褐色，鮮黄色（キンポウゲの花の色）まで，黄色の異なる色合いを示す．組織標本を走査型電子顕微鏡で我々が研究したところ，茶色の細胞が大きい核を持った未分化の多機能細胞であり，コラーゲンを産生することもできるようだ．我々はまさしく，この細胞多様性を理解する夜明けにいる．

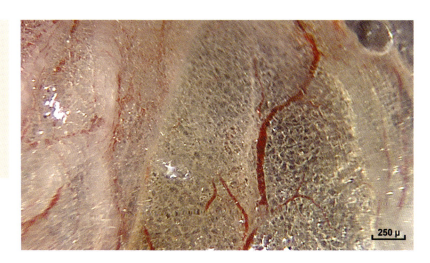

図1.37
互いが近い脂肪小葉でさえ，異なる色になる場合がある．色が違う理由は不明である（40倍）.

浅筋膜

角皮下層の中には，いわゆる浅筋膜があり，真皮から伸びる原線維システムと連続している．多くの場合，浅筋膜と角皮下層を見分け，浅筋膜を外科的に切り離すのは困難である（図1.38）．20世紀の一部の研究者は，この連続性を観察し，身体の中で分離した組織層の概念を疑い始めていた[10].

キーポイント
浅筋膜は線維強化と原線維ネットワークの高密度化と言える．しかし，他の層から分離した薄板（シート）とみなすべきではない．

図1.38
浅筋膜は，角皮下層の原線維ネットワークが高密度化したものとして説明できる．細胞はわずかしか含まれない（10倍）．

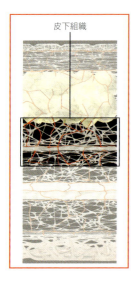

皮下組織

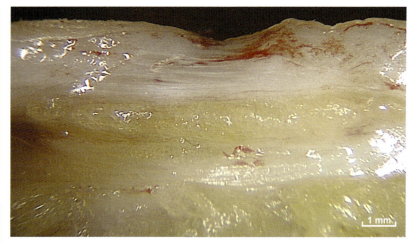

1 mm

　隣接組織との組織連続性は全体にわたっている．浅筋膜まで切開すると，真皮の切開で生じた隙間が著しく広がる．したがって，浅筋膜の役割は，緊張下で他の角皮下層を保持して，形状の安定性を維持することかもしれない．

皮下組織

　浅筋膜と角皮下層を越えると，組織は滑走能力が大きくなり，ますます柔軟になっていく．なぜなら，ここでは多微小空胞システムがより長く，柔らかい線維で構成され，原線維間の空間はより大きいためである．静脈，動脈，神経を含むのは，この比較的ゆるい領域である．これは昔から，「疎性結合組織」と呼ばれている．解剖学者は，角皮下層の下にある粘液様結合組織の存在に昔から気づいていた．この組織は構造や形態がなく，隙間だらけに思われたため，最初「蜂の巣状」または「有孔」組織と呼ばれていた（Richetの小隙として知られる，**図1.39**）[11].

　19世紀初めに，この組織は「ロギア」（logia）や「小胞」として知られる，小さいコンパートメントを含んでいることがわかった．この理由で「皮下細胞組織」とも名づけられた[12]．しかし，この組織で見つかる構造は核と細胞質を含んだ細胞ではなく，この誤った名称は多くの混乱を引き起こした．結局，「疎性結合組織」と名前を変えることになった．

　疎性結合組織は，角皮下層の下の領域，筋を囲む深筋膜の真上に位置する．また，腱周囲を覆う，腱鞘や傍腱組織も見つかる．ここは身体の中で大きな可動性を持つ領域で，疎性結合組織の役割は筋収縮と腱の滑走運動を容易にすることである（**図1.40，映像1.10**）．

　我々はこれから，自動運動の領域に入っていく．

図1.39
Richet の小隙（5倍）. 手術室の空気で曝露後.

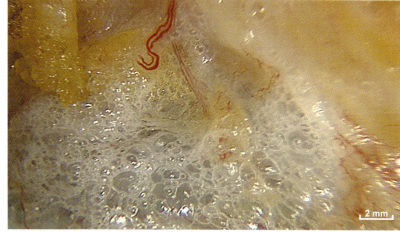

図1.40
角皮下層と筋周囲腱膜を覆う皮下組織の間で連続する原線維（2倍）.

映像1.10

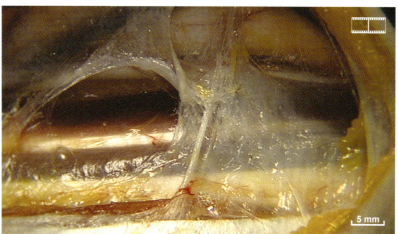

深筋膜

　筋周囲の腱膜，またはいわゆる深筋膜（深在筋膜）は，皮下組織の下にある（**図1.41，映像1.11**）．深筋膜は，原線維が高密度化した異なる領域である．そして，浅筋膜より厚くて，より硬い．筋間中隔のように，深筋膜のほぼすべては固く編まれた線維で構成される．深筋膜は筋を囲んで包囲する．そして，筋が収縮するとき適所にそれを支え，保持する．筋膜の被膜の強剛は，筋が収縮する際にエネルギーの分散を防止する．そして，それによって筋線維の最適な収縮を確実にする．力は筋を通して腱に長軸方向に導かれるため，エネルギー損失は最小化され，筋収縮はより効率的になる．これと他の腱膜，ならびに深筋膜は，周囲の構造と完全に連続的である．

　これらの筋膜の構造は，腱膜や筋間中隔であれ，単に同じ原線維組織が高密度化した領域であり，内部組織で強い張力を与えていることに注意してほしい．緊張は，これらの機能的役割によって変化する．原線維の高密度化が異なるという理由だけで，これらを異なる組織とすることはできる．これらはすべて同じ原線維システムから生じているが，コラーゲン線維とエラスチン線維のさまざまな比率で構成される他にも，異なる方法で構造

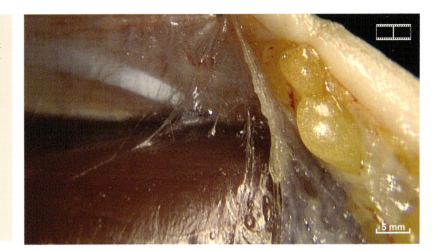

5 mm

図1.42
腱膜または筋間中隔は，同
じ原線維ネットワークの高
密度化した領域である．し
かしながら，別々の機能的
役割があるため，構造が異
なる．
A　筋周囲腱膜（10倍）．
B　筋間中隔（10倍）．いく
つかの黄色い細胞群が存在
していることに注意．

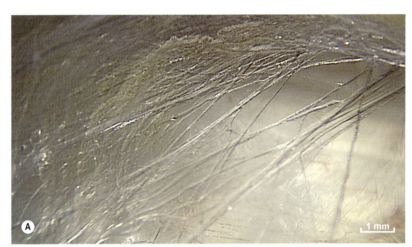

Ⓐ　1 mm

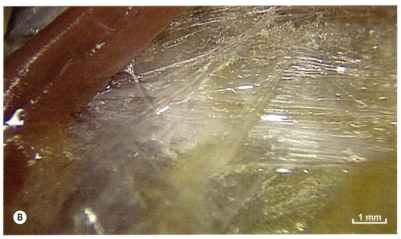

Ⓑ　1 mm

的に組織されている（図1.42）.

　この原線維システムの構造的な統一性は全体に及ぶが，多様化するその
能力の例をここに示す.

　この多様化の別の例は靭帯と関節包である．筋周囲腱膜の下には，大き

な微小空胞と柔らかい線維を含んだ疎性の微小空胞システムがある．これは筋を直接覆う領域にある筋外膜の始まりである（**図1.43**）．

図1.43
筋周囲腱膜の下には筋外膜があり，筋周膜と連続している．これらの間に断絶はない（10倍）．

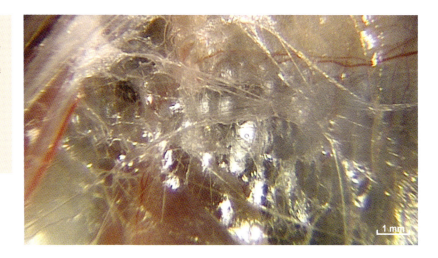

1 mm

筋

　皮膚を切開していくと，筋はそう遠くないところにある．筋は深紅色と線維質の組織構造を特徴とし，電気メスを使うとすぐに収縮する．筋は多くの場合，隣接した解剖学的構造とは全く異なる独立した存在であるかのように考えられて治療される．しかしながら，筋は，角皮下層の線維と連続する筋外膜と呼ばれる結合組織に囲まれており，したがって，皮膚の表面とも連続している．筋は，個別に分かれているものと考えることはできない．筋外膜の線維も **筋周膜** に入り，つながり，深く侵入する．筋周膜は，筋線維束を分離するも，つなげている．またしても，すべてがつながっていて，連続性に中断がないことがわかる（**図1.44**）．

図1.44
筋外膜の線維は角皮下層に伸びる線維と連続している．したがって，これらの線維は皮膚表面にまで連続していることになる（5倍）．

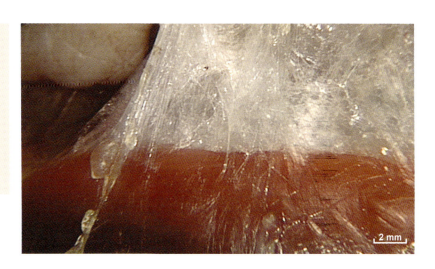

2 mm

筋組織に達するには，筋を包む筋外膜をはがさなければならない．異なる筋群の間にある領域を調べると，我々は再び，筋群の間で，同じような乳白色の線維が絡み合い，連続するつながりを観察する（図1.45）．組織層や副層のシートは存在しない．

図1.45
筋束を接続している筋周膜線維（13倍）．

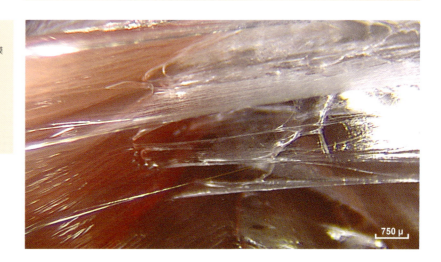

筋周膜の線維がどのように筋細胞の筋束を囲み，入り込み，包んでいるか，詳細な観察をしよう（図1.46）．驚かされるのは，筋線維束にある筋細胞とコラーゲン線維が，明らかな解剖学的独立を維持するのと同時に融合していることである．

脂肪細胞が脂肪小葉の中に埋もれているように，筋細胞はこの原線維構造の中に埋もれている．密接な構造的関係により，コラーゲン線維は筋細胞を形成するようである（図1.47）．

図1.46
筋周膜線維の拡大．筋周膜線維が筋細胞の筋束に侵入している(20倍)．

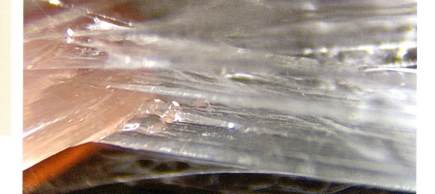

ひょっとしたら，我々は筋線維，筋外膜，筋周膜，および筋内膜をつなげるフラクタル構造を特定したのだろうか？　もしそうなら，我々は，別々の組織学的単位ではなく，むしろ整合的で，全体的で，機能的な組織として扱うことができるだろう．

図1.47
筋細胞は，この原線維構造の中に半ば埋もれている（65倍）．

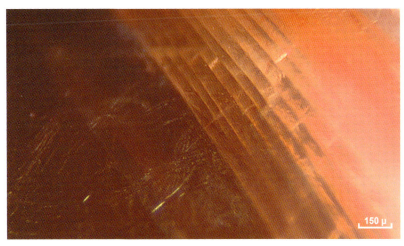

150 μ

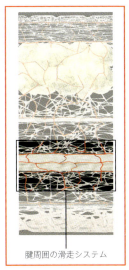

腱周囲の滑走システム

腱周囲の滑走システム

腱周囲の滑走システムは，原線維の密度が低く，細胞は比較的少ないため，原線維の構造とふるまいを研究し，理解するうえで理想的な領域である．2つのことがすぐにわかる．

- 腱周囲の多種多様な血管．
- 腱の運動中，周囲の組織が安定したままであり，腱の運動に影響されないため，何らかの力吸収システムが存在するはずである．

すべての構造が相互に結びついているのだから，いかなる構造の運動でも周囲の組織に直線的にまっすぐ伝わると考える人もいるかもしれない　しかし，これは正しくない．我々は，別々の解剖学的構造が異なる速度で動くのを見ている．例えば，血管は，腱に一定した血液供給を行えるように，腱の滑走運動に付随する．同じネットワークにある個々の血管は，異なる速度で動く．そして，一緒に，または別々に動くこともできる．これらの異なる運動は，運動中における，各解剖学的構造の精密な生理学的条件で決められる．多原線維ネットワークは，これら個々の構造をつなげ，原線維フレームワーク内で独立して動くことを可能にする（図1.48，映像1.12）．

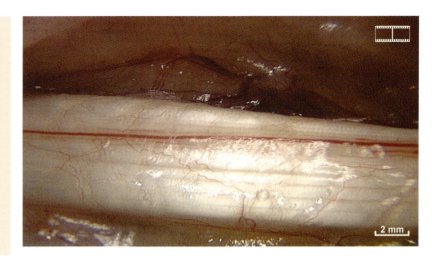

2 mm

　我々は，映像中のYの形をした血管を見ることで，より簡単に問題に取り組むことができた．血管は2本の分枝1と2があり，最下部のポイントA，末端のポイントBとCで他の血管と連結する．詳細に運動を分析すると，屈曲中，2本の大きな血管1と2が実際に離れていくのを観察している．しかし，小さい血管3と比較し，1と2はより速く動くだけでなく，BとC間の距離が2倍になることから，1と2はそれぞれ異なる速度で動いている．

　つまり，異なった解剖学的構造のいくつかの速度と運動が，同質の生物体で共存しているようだ．これはどのように説明できるだろうか？

　唯一の合理的説明として考えられてきたのは，結合組織が血管構造を係留し支えていて，結合組織の同軸内の各層は中心に向かうほど厚さが薄くなっていき，各層の間で滑走が起きるというものであった．しかし，この還元主義的な線形思考は，人体に関する最近の研究でわかった事実にはもはや適合しない．生体内観察により，傍腱組織と腱の間をはっきり剥離させることは外科的に不可能であるため，この仮定は根拠がないことがわかった（図1.49）．異なる層が互いにきちんと重なっていくわけではないのだ．従来の概念は，同軸内で次第に薄くなって重なる各層の間に存在する，仮想空間という理論的な概念により，腱の運動を長い間説明してきた．この力学的な現象はほとんど研究されてこなかった．というのも，弾丸のように銃身に触れることなく，腱鞘で腱が滑走するという概念で問題は解決したと，多くの人が考えたためである．この理論は環状になった各層が一緒に滑走するというもので，階層的な組織学的分布の存在を前提としていた．

　今や我々は，そのような階層的な組織学的分布が存在しないことを知っている．つまり，新しい考え方が必要となるということだ．我々は**全体的な力学**と連続的な物体という観点で，この問題を考える必要がある．すべてがつながり，すべてが同時にさまざまな形で動くのならば，どのように運動中のすべての構成要素が互いにつながり，適応しているかに関して説明できなければならない．

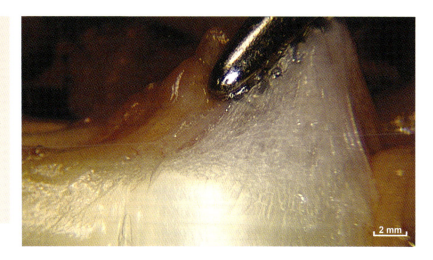

図1.49
生体内観察中に，腱と周囲の組織の間に原線維の微小解剖ネットワークがあることがわかった，このため，腱と傍腱組織の間を明確に分けることはできない．このネットワークの原線維は，腱を覆い，入り込む（5倍）.

2 mm

キーポイント
我々は，組織連続体の概念について述べる理論を持たなければならない．これは，滑走構造の従来の見解とは完全に異なるものだ．

　密集した構造が異なる平面と速度で動く能力をどのように説明できるだろうか？　この疑問に答えるために，我々は，腱を覆う組織，その特性と役割に関する知識を増やす必要があった．

　生体内でのビデオ観察は，これまでわからなかった微小解剖構造が見えるようになり，腱を覆う，光沢のあるゲル様組織を明らかにした（図1.50，映像1.13）．光沢のある物質内部では，コラーゲン線維がランダムに配置されているのがわかる．コラーゲン線維は蜘蛛の巣のように腱を覆い，血管と混ざっている．我々は，腱とその周囲の組織の間で連続する物質の存在を含めた全体的な力学という新しい概念に直面している．実際，前述した光沢のある物質は，腱と隣接した解剖学的構造の間にある疎性結合組織である．

図1.50
この滑走組織は多くの場合，腱鞘または傍腱組織と呼ばれ，実は線維で構成されている（10倍）.

映像1.13

DVD

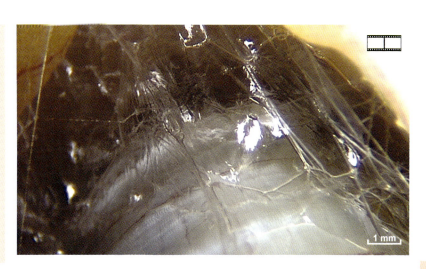

1 mm

拡大して見ると，幾何学的な形に似た原線維構造，あるいは腱や腱膜を囲んでいる微細線維を含んだ組織を見ることができる（**図1.51，映像1.14**）．これらの微細線維は半透明の表面で，ナイフのような鋭いへりを持ち，幅が広くなっているかもしれない．しかし，細かったり，長い，または短い，膨らんでいるまたは円柱状だったりするかもしれない．多様性は至る所にあり，無限の多様性がある．我々は，竹を区切る節のように，一部の線維の硬さを補強する輪とともに，縄，索具，ハーネス，透明な帆，および露の滴を見ることができる．組織連続性は全体にわたっている．この混合物は同質のものであり，この組織は非常に不規則的で，秩序がなく，フラクタルである．より小さい原線維は，類似した性質を持つ大きな原線維の間に見つかり，さらに小さな原線維がその間に……と続いていく．

図1.51
滑走システムは腱に入り込む線維から成る．外観上，線維は多面的に配置され，線維は特異的な種類のふるまいを示す（5〜100倍）．

映像1.14

DVD

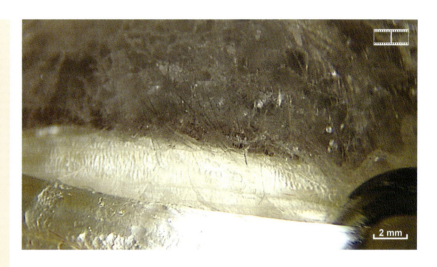

2 mm

腱を囲んでいる光沢のある組織は，絡み合った多方向フィラメント（細糸）で構成されている．このフィラメントは，微小空胞の立体を形成する仕切りをつくる．かつて，我々は，これを多微小空胞コラーゲン吸収シス

図1.52
腱周囲の原線維組織による多微小空胞コラーゲン吸収システムのアニメーション．

映像1.15

DVD

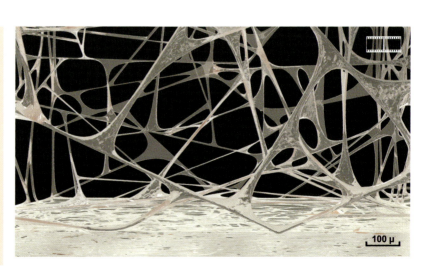

100 μ

テム（multimicrovacuolar collagenic absorbing system）と名づけて，その機能的・構造的役割を強調した．この三次元組織ネットワークは，何億もの微小空胞の立体で構成される連続構造である．この滑走フレームワークの基本単位は，微小空胞である（図1.52，映像1.15）.

前述したように，微小空胞の直径は数μm～数百μmで，分散し，分岐したフラクタル・パターンで構成される．若干の脂肪細胞と線維芽細胞は別として，比較的少ない細胞がこの多原線維ネットワークにある．我々は，腱周辺の結合組織において，多原線維ネットワーク内の原線維の機械的性質に関して，最も詳細にわたる研究を行った．第3章で，滑走システムにあるこれらの線維の配置と動的性質を解説する．

腱

腱の解剖学的構造はそれぞれ異なり，腱の特定の部位と機能によって決まる．足趾の伸筋腱は，手指の屈筋腱とほとんど同じ種類だが，大きさと形状は異なる．この多様性の範囲を，いくつかの図で示すのは不可能である．以下に続く写真は，すべての多様性を示すものではない．しかしながら，そのような多様性が存在することを強調しておきたい．我々も，細胞の数がわずかしかない点に注意した．もし，腱を囲っている滑走システムを構成する疎性結合組織を取り除くと，露出した腱は複数の白い束（腱束）で形成されているように見える．束は，線維の束から成り，線維自体は原線維から成る．束は長軸方向に平行して並んでいるように見える（図1.53A）.しかし，必ずしも束が腱で長軸方向に平行して並んでいるわけではなく，束の交差は頻繁に存在する．束の間には原線維の網があり，束をつなげている（図1.53B）.

腱の血管分布は，束につながる原線維の網の密度と腱が対処しなければならないという機能的制約に適応している．したがって，腱の線維は，厳密には平行していない．交差してつながる線維の配置は不規則である．そして，これらの構造は，光ファイバーのケーブルよりも蔓植物に似ている．

図1.53

A 腱内部の束は，長軸方向に平行して配置されているように見える．しかしながら，これは厳密には正しくない（20倍）.

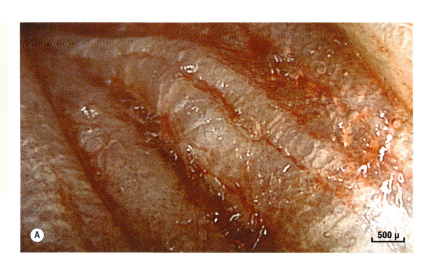

500 μ

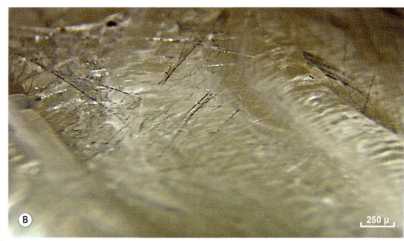

B

250 μ

図1.53
B 腱は複数の束で構成される．束は原線維で構成される線維自体の束である．すべてのこれらの構成要素は，非線形原線維ネットワークで連結される（そして，相互接続する）（40倍）．

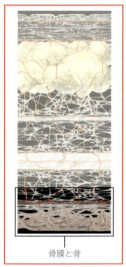

骨膜と骨

骨膜と骨

　我々の詳細な生体構造の探索は，これから骨膜と骨に進む．内視鏡で骨膜に近づくことは，滑走空間を調べるよりもさらに難しい．骨膜も線維から成るが，前述したものより，さらに厚く，高密度に編まれている．骨膜は，もちろん化学的視点からもさらに複雑である．

キーポイント
骨膜と骨は，身体に広がる原線維ネットワークの不可欠な部分である（図1.54）．

図1.54
骨膜は，皮質骨に入り込む，より厚く，高密度で，より固く編まれた線維から成る（20倍）．

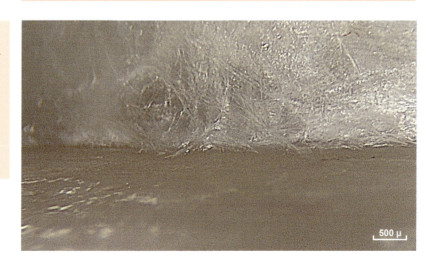

500 μ

骨膜と皮質骨の間の移行部は，段階的な石灰化作用が進んでいく．さまざまな部分に，シャーピー線維として知られる強い接続がある．皮質骨は，ほぼ平行して並んだ石灰化線維が構成される薄層によってできた構造である（図1.55）．

図1.55
皮質骨の組織は，石灰化線維の薄層が集まってできる傾向がある（40倍）．

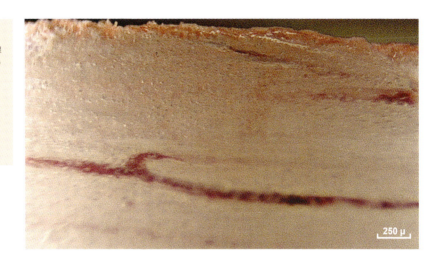

我々は，海綿骨の内部で，真皮によく似ているが，皮質に平行する原線維と血管分布が極端に高密度化した組織を発見している．それから，少しずつ骨の中により深く進んでいくと，原線維はばらばらに詰め込まれていき，蜂の巣の形としてよく説明される多微小空胞構造と同じ構造が現れる（図1.56）．

図1.56
海綿状（海綿質）の骨の構造機構は絡み合い，交差する原線維多面体の特徴を示し，蜂の巣に似た多面体のフレームワークを形成する（40倍）．

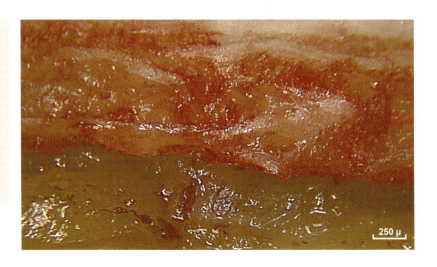

骨を原線維システムの一部としての概念で認めることで，このハバース系（ハバース管とハバース層抜）をさらに理解することができる（図1.57）．ハバース系は，異なる方向に枝分かれし，互いに完全に連続する同心円層板から成る．原線維のカオスの範囲内で同心円が形成されるのを，合理的推論で理解するのは難しいかもしれない．しかし，この形成は可能である

だけでなく，比較的単純であることを第7章で見ていく．

図1.57
骨の横断面．ハバース管を示す．ハバース管の複雑な構造は，原線維ネットワークのモデリングの異なる型で説明できる（40倍）．

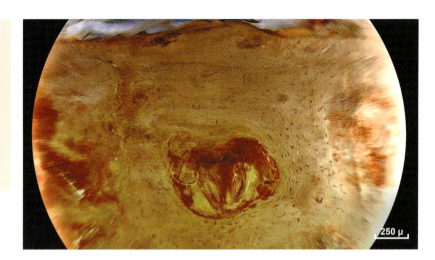

250 μ

神経

　末梢神経系周囲の線維の分布も，驚異的である．これは腱の周囲と似ている．というのも，神経は運動において，活発な機械的役割を果たさないにもかかわらず，周囲の構造が運動する間，神経は横や縦に動くのである．神経には可動性があるのだ！

　肘を屈曲すると，伸ばした状態に比べ，尺骨神経の長さは15％も増加する．正中神経は手根管の中で横に1cmも動く．

　神経上膜は神経を覆っている（図1.58）．これは腱を覆っているものと同じシステムであり，同じ原線維の運動を伴っている．線維は神経内部の束の間に広がり，神経周膜を形成する（図1.59）．これは，神経の周辺にある原線維ネットワークと連続する．

図1.58
神経を囲っている神経上膜は，傍腱組織と同じ原線維構造を共有する（10倍）．

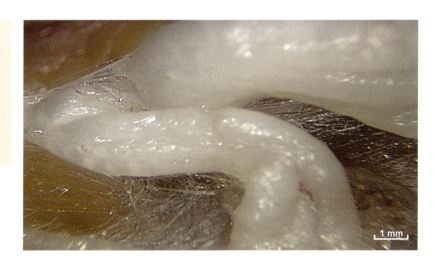

1 mm

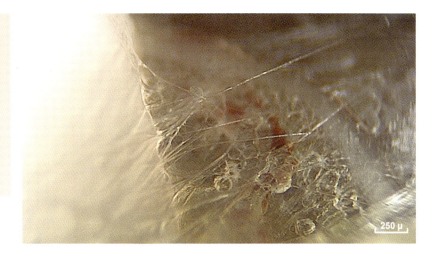

図1.59
神経周膜は，分かれて，神経内膜を形成する．そのため，神経線維束に入り込んで，神経上膜を形成するネットワークと連続性を持つ（40倍）．

　従来の見解は，軸索と神経周膜のような構造には異なる発生学的な起源があり，独立して発生・発達するというものである（すなわち，外胚葉由来の軸索と，中胚葉由来の神経周膜）．しかし，これらの観察は，従来の見解にすでに疑問を呈している．

血管
　動脈と静脈の間では，不規則で連続する原線維がある．これにより，我々が遭遇する血管パターンの奇抜さを一層理解できる．

キーポイント
微小循環は，多原線維ネットワークの統合された構成要素である（図1.60）．

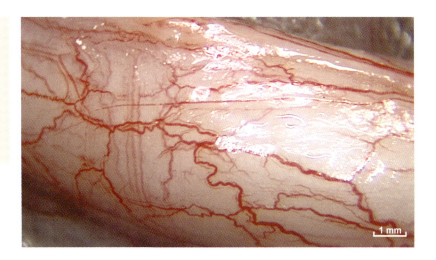

図1.60
この血管ネットワークは，神経の微小循環の一部である（10倍）．

　顕微手術の切開中，血管組織の慎重な分離は，しばしば必要とされる．我々は，組織を分離する外科的平面をつくるが，この平面は解剖学的には自然なものではない．

　滑走システムは，動脈と静脈の血管壁にまで広がっている（図1.61）．外膜，中膜，および内膜の組織層は，表皮，真皮，および角皮下層とおよそ同じように構成されている．高密度化と区画化の違いは，抵抗または情報の伝達というどちらかの異なる役割を実行させることを確実にする．

図1.61
腱鞘でも見つかる滑走システムは，静脈と動脈の外膜（外層）も形成する．
A 動脈壁から現れる線維，または動脈壁になる線維（20倍）．
B 静脈壁に入り込む線維のネットワーク（13倍）．

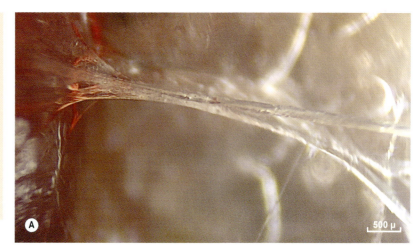

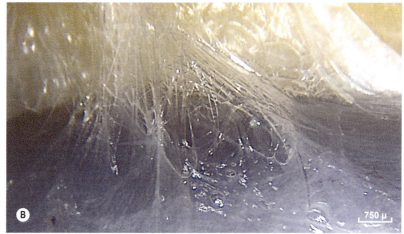

リンパ管

　生体内のリンパ系を調べると，我々は，解剖学書で説明されるシステムほど単純ではないことを発見した．細胞近くの，リンパ系の遠位部分において，リンパ構造をはっきり認めることはできない．というのも，あらゆる原線維構造はリンパ系の一部であるためである．我々は，より近位部位で，例えば，橈骨または尺骨近くの血管茎で，管状の脈管に似た長軸構造を確認した．この構造は動脈でもなく，静脈でもないため，リンパ組織の可能性がある．しかし，この組織は単純ではない．解剖学の本で説明されるリンパ管とは違い，空洞で単純な管状構造ではないようである．これは海綿質（スポンジ）状の構造であるようだ．

　腋窩でリンパ系を特定することは容易である．しかし，より遠位になると，一層繊細になっていき，この構造を確認するのがさらに難しくなって

いく（図1.62）．細胞外システムがどのように排液するかを理解するには，さらなる研究が必要である．

図1.62
尺骨動脈の周囲のリンパ管の切開．リンパ液の流れを示す（5倍）．

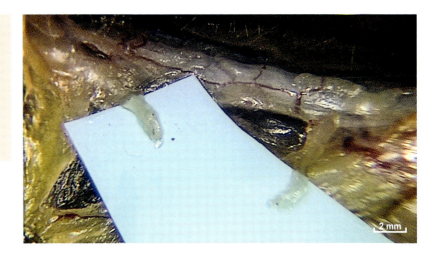

我々は，リンパ系の近位にある管状の脈管は，遠位では空洞の管ではなく，海綿質（スポンジ）状の構造であると考えている．細胞周辺では動脈と静脈に付随し，きちんと配置された管状リンパ管という従来のイメージは極めて疑わしい（図1.63）．

図1.63
遠位のリンパ管を顕微手術で切開すると，空洞の管状構造とは対照的に，海綿質（スポンジ）状の組織が認められる．さらなる研究が必要である（65倍）．

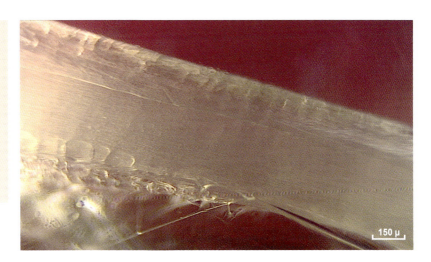

細胞

大部分の空間は，特定の機能を持つ細胞で満たされるが，これらの分布は均一ではない．しかしながら，細胞が見つかる場所の周辺では，同じ原線維ネットワークがある．明らかだと思われることは，細胞外システムは少なくとも，細胞の足場として使われていることである．

以降の章では，細胞と原線維ネットワークの物理的つながりをもっと詳しく説明していく．しかし，今のところ，細胞群を覆う原線維を牽引すると，細胞が動くだけでなく，その形状も変化して，平らになったり，長く

なったりすることを覚えておいてほしい.

🔑 **キーポイント**
原線維ネットワークは，細胞の範囲内で細胞骨格に対する否定できない影響がある.

要約

全体的

　これまで示した証拠だけで，我々は，組織連続体があらゆるレベルで，身体のあらゆる場所に広がっていることを知ることができる.　完全な原線維のカオスがある.　そして，この原線維のカオスは我々の身体の至る所で見つかる（図1.64）.

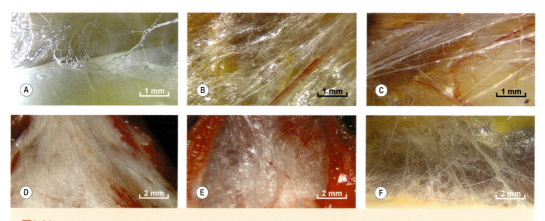

図1.64
この原線維組織の連続体は，身体のあらゆる領域に，あらゆるレベルで広がる.
A 　手の伸筋腱（10倍）.
B 　腹直筋近くの腹部領域（10倍）.
C 　広背筋の下の背側領域（10倍）.
D 　胸部と大胸筋の間（5倍）.
E 　頭皮（5倍）.
F 　下肢のハムストリング筋群の領域（5倍）.

　通常，神経，血管，骨膜といった運動と関連しない組織でさえ，多かれ少なかれこれらの線維で構成される.　この原線維ネットワークは，身体全体に存在するようだ.

　これは，筋膜なのだろうか？　解剖学では，筋膜という用語は，身体のすべての部分を結びつける物理的なつながりと定義される.　この定義は，疎性結合組織とも呼ばれる結合組織の定義に非常に近い.　結合組織は異なる種類の組織を支え，つなげ，分離し，そして運動の調整に関わるとされる.　しかし，筋膜の定義が何を含めるかについての解釈は，世界の異なる学派などで違ってくる.　定義は，組織の単純な高密度化（例えば浅筋膜）から，硬い筋腱間構造（例えば大腿筋膜張筋）にわたる.　現在，筋膜という用語は非常に頻繁に用いられる.　しかし，用語の正確で包括的な定義に関する

意見は一致していない．この不一致は，解剖学的および治療的な観点から，混乱を引き起こしている．

伝統的に，形状は，身体の表面的外見を説明するのに用いられてきた．術中の内視鏡検査で，我々は人体の内部構造を研究することができる．身体の内部構造は，程度の差こそあれ細胞が定着する微小空胞の空間とともに，線維，原線維，および微細線維で構成される理想的な網の目であるようだ（図1.65，映像1.16）．

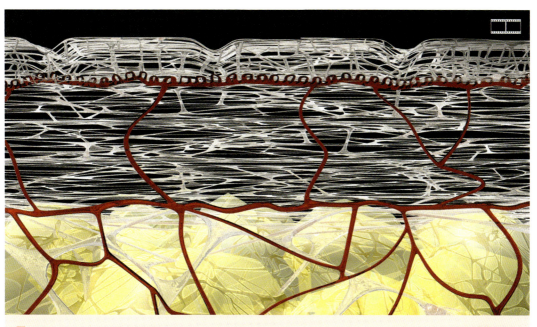

図1.65
皮膚表面から深部まで連続する原線維の構造組織のイラスト．

映像1.16

我々は，筋膜が，皮膚表面から細胞核に及ぶ連続的な原線維ネットワークであると考えている．しかしながら，本書の残りで，この素晴らしい構造のすべての側面を完全に取り上げるまでは，この筋膜という用語を使うことは控える．

赤い糸となる疑問

内視鏡による診査で，一見秩序を持たない多原線維ネットワークが身体に広がり，全体にわたって組織が連続していることが示された．これは，以降の章で扱う6つの鍵となる疑問を示す．これらの疑問を「赤い糸となる疑問」と呼ぶ．この名前は，ギリシア神話でテセウスがミノタウロスを殺害した後に，アリアドネの赤い糸で迷宮から脱出したことにちなんでいる．

➤ **赤い糸となる疑問**

1. この組織の連続性はどのように構造化されているか？　これらの線維はどのように組織との結合を可能にしているか？　線維はどのように集まることで構造化した形態を生み出しているか？

2. この原線維の連続性は周囲の組織には影響を及ぼさずに，どのように，力の吸収と滑走を同時に行い，2つの動的に対立した役割を可能にしているか？

3. 身体的運動中に，これらの線維はどのように，可動性と連続的なエネルギーを同時に供給するよう適応しているか？

4. 緊張下にある，これらの線維はどのように，立体を保護し，身体の形態を維持しているか？

5. 非常に多様な形態を持ち，フラクタルとカオスのパターンを組み合わせた一見無秩序な原線維システムは，どのように統一性のとれた効率的な運動を生じさせ，組織の運動後にその静止位置に戻るようにしているか？

6. 自然は，病変や創傷のように，通常の生理学的限度を上回る力を受けても多原線維ネットワークの調和を回復させることができるか？

　生物体の形態力学を説明する試みは，これらの疑問に答えることができるはずだ．

　そして，最後に，本書の終わりまでに，これら6つの鍵となる疑問に答えたとき，大きな，新しい最優先の疑問が生じる．皮膚から筋，腱から骨膜まで，一定の原線維間運動を可能にし，異なる特異的細胞を収容する同じ多原線維構造が身体全体で見つかるならば，この原線維構造の役割はこれまで考えられてきたよりもさらに重要となるだろうか？　結合組織はただの不活性な包装組織ではなく，臓器が発達する構成要素の組織なのだろうか？　我々は，これが正しいとわかれば，それは重大なパラダイム・シフト（模範的な推移）となるだろう．

Thomas W. Myers（LMT）によるコメント

おそらく10年前だったと思うが，Jean-Claude Guimberteau医師が撮影した，身体で動き，生きた筋膜のユニークなイメージを最初に見たときは信じられなかった．何かしらのトリックや冗談に違いない，これが生体組織の現実であるはずがないと思った．しかし，その信じがたいものが眼の前にあると，前提を根本的に変更することをせまられる．Guimberteau医師の映像を学んだ結果，私の考えは変わり，教える内容が変わり，30年間，マニュアルセラピーの診療で磨いてきた私のタッチも変化することを強要されることになった．

Guimberteau医師が「滑走システム」と呼ぶものの流動性と適応可能な性質を理解してから，私は線維性組織を「伸ばす」のをやめた．私は癒着をゆるめ，組織の健常な運動を促すよう，ずっと優しく，的確な面に沿って，タッチを用いることができるようになった．構造を志向するセラピストは，帆船の索具を調整するかのように，力学的なロープ，ワイヤー，枠組みを引っ張ることはない．Guimberteauの独創的な探索を踏まえると，我々が実際に変えようとしているのは，ムコ多糖類のゾル・ゲル状態，つまり間質液の「流れ」，神経の情報伝達，生きた組織の細胞外マトリックスにある力学的な力であることがわかる．表面を触ることは，深部をかき混ぜることである．

ヒトはどのように動くのか，さらに根本的に言えば，「何が動くのか」について根本的な再考のときに我々は置かれている　我々は，身体運動が生物力学的に，熱力学的に，流体力学的に作用しなければならないことを知っている．身体運動が細胞的に作用しなければならないことを理解している．我々は，胚で大量に増殖，分離し，子宮から「空気の世界」へ移動して最初の呼吸をする瞬間の短くも激しいショックを経験する．それから，細胞外マトリックスが取り巻き，保護し，包んでいる70兆の活発な細胞としての成人が機能するようになる．しかし，どのように機能するのだろうか？

軟膜から骨間膜まで，細胞外マトリックスを我々は本で見た．これは，硬く，乾燥したものである．死体でも，我々は細胞外マトリックスを見た．これは，伸びることなく，癒着したものである．未処置の死体でさえ，筋膜は受動的状態のままである．Guimberteau医師とともに，生きた身体を旅すると，これまで不活性の組織が動的な生命となることに驚く．「露に濡れた線維の移動する付着部と泡立つ膜」という詩情に富んだ場面を見ると，身体がどのように運動を扱っているか，特に，いつ滑走するか，しないかに関して新しく理解できる．

どんな画像でも製作することの行為は，視界から何かを除外することで1つのものを照らすことである．もちろん，解剖で死体を解析する従来の方法は，非常に役立つものであった．しかし，この方法は間にあるものに関する知識をあいまいにしてしまった．「間にあるもの」こそまさしく，はっきりとした境界を持つ構造を示すために，メスを滑り込ませていた場所なのだ．しかし，丈夫な構造の間にあるものは，まさに運動が生じる場所でもある．このことは，Guimberteauが単純だが，驚くべき現実を示すまで根本的に誤解されたままであった．

筋膜の連続性に関する着想は，かなり世界に広まっている．私自身が出版した書籍は，筋の機能的，安定化させる接続を描き，筋の織り目の方向に従い，壁側の筋膜をたどろうとしてきた．アナトミー・トレインと他のいくつかの身体の地図は，姿勢と運動の慢性障害に対する革新的戦略につながる予測を行い，大きな人工運動の小さい部分を解剖する還元的分析をやめさせ，システム全体にある相乗作用の特性を見ていく．

Jean-Claude Guimberteauの行ったことははるかに重大である．彼は「新しい」システム（系）に等しいものを発見した．これは，我々自身の細胞の住居が実際どのように，細胞を破壊せず，組織を裂かず，流れを妨げることなく運動の「断裂」に対処しているかに関するシステムであり，一度見ると明白となる．細胞間の破損は最も座りがちな人でも，1日100万回起こっているに違いないものである．

「神経の発火で筋が関節を横切り，骨を動かす

が，靭帯によって制限される」モデルは，ヒトの形態と安定性を説明するものとして何世紀もの間，我々を満足させてきた．オステオパシー医，ロルファーなどは身体に広がる筋膜の網の概念に迎合してきた．しかし，丈夫で識別できる結合組織構造を経由して，個々の筋が端から端まで作用することで生じる，てこと力の生体力学による治療効果を今でも説明している．

　今，明らかなのは，この旧モデルは不適切であり，現在の限界を超えて進むために，生体力学は，個々の神経筋の作用において，テンセグリティー工学，流体におけるフラクタル幾何学，サイバネティックスの関与を考慮する必要がある．Guimberteauの探索が明らかにしたのは，身体全体にある液体，ゲル，線維による高度に適応可能なシステムである．このシステムは適用される力に対してすぐに内部で反応し，可動領域の細胞へのダメージを緩和し，皮膚下の組織へ緊張を効率的に分布させる．

　大腿動脈は大きな循環器系の一部であることは，我々は見ればよくわかる．同様に，腕神経叢は一つの構造と識別できるが，明らかに神経系全体の一部でもある．しかし，生体力学の分野で働く我々は多くの場合，アキレス腱，半棘筋，または胸腰筋膜が独立した構造であるかのように施術を行う．これらの構造が全身に効果を及ぼす第3のシステム，筋膜の網の内部に存在することを同じようには認識しない．筋膜の網は均一に動的で，血管や神経と同じくらい自己調節的である．

　Guimberteauのイメージと研究を通じ，身体全体で連続した生体力学的反応が，これまでの考えよりはるかに流動的で，カオス的で，自己組織的なのがわかる．将来の世代は，これを「当たり前」と言い，我々の力学的な旧モデルを風変わりなものとして退け，Guimberteauの先駆的洞察を土台にしていくだろう．これまでの常識が覆されることになるが，私は今の世代であることをうれしく思う．Guimberteau医師が彼自身で確かめる旅から持ち帰った印象的で重要なイメージにより，ショックを受けて，恐縮し，喜び，そして変わることができるのだから．

原線維の連続性と形態 2

要約

本章では，生物体がどのように連続的な原線維ネットワークの中で組織化しているかを示す．身体の構造と形態に関与し，細胞のフレームワークを提供する原線維ネットワークの構造化の役割を説明する．これは下にある組織，構造，そして構造の構成要素の間にある永続的で連続するつながりを示す．原線維は我々が期待するような形で，整然と，規則正しく，予測できるような配置ではない．そのため，このネットワーク構造は混乱させるものである．逆に，すべてが完全に無秩序なように思える．しかし，拡大した観察により，私が「微小空胞」と名づけた立体単位を線維が形成していることがわかる．

多微小空胞ネットワークの構造的役割

圧力下の微小立体

　外科医が皮膚を切開し，深部に進むよう組織を開くと，露出した構造表面で小さい泡が現れる．これは，筋，腱，身体の臓器でも起こる（図2.1，映像2.1）．これは切開して数分後に起こる．これらの微小な泡は直径1mmほどで，組織内に自然に存在する立体，すなわち微小空胞を現している．通常の気圧の空気が微小空胞の壁を突破したり，浸透して広がったりして入り込むことで，泡は出現する．これは，微小空胞の内圧が気圧と異なるからである．この観察は明確な境界を持つ加圧された微小立体の概念を伝えるため，重要である．我々は内視鏡で生体内を調べている間，定期的に微小立体を見ることができる．微小立体は我々の観察にとって主要なものである．

図2.1

A　外科医が皮膚を切開し，深部へ進むために組織を切り離していくと，小さな泡が気圧下で露出した構造表面に現れる．この泡は切開されて数分経ってから生じる（5倍）．

B　この同じ作用は，筋，腱，そして実は身体内部の臓器でも現れる．

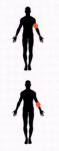

映像2.1

DVD

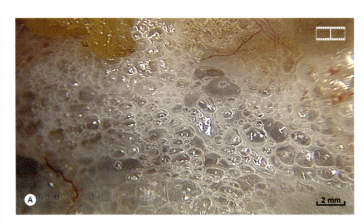

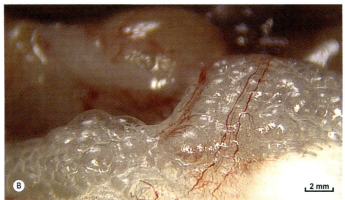

微小な泡でできた組織を外科用鉗子でつかむと，牽引は奇妙な運動を引き起こす．この運動はこれらの泡が気圧下で破裂することでもたらされる（図2.2，映像2.2）．この現象は，異なる圧力を持つある種の水圧システムの存在を示す．腱を覆う結合組織を牽引するたびに，この水圧現象を見ることができる．泡立つ小さい泡はすぐに現れる．これは滑走組織全体を構成しているように思える．しかし，これが起こるのは，生体内でこれらの組織を牽引する場合だけである．この現象を，死体で観察するのは非常に難しく，保存組織では全く観察されない．

図2.2

A　外科用鉗子で付随する微小な泡と一緒に組織をつかんで，牽引すると，微小な泡が張力下に置かれる（2倍）．

B　大量の小さい泡と線維は牽引するときのみ現れる．牽引は，微小な泡が気圧下で破裂することにより奇妙な運動を引き起こす（20〜100倍）．

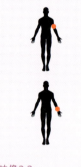

映像2.2

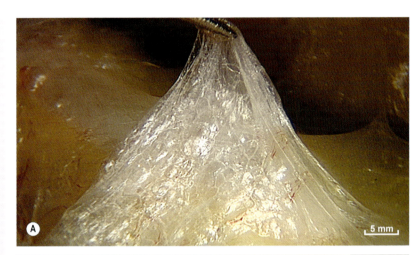

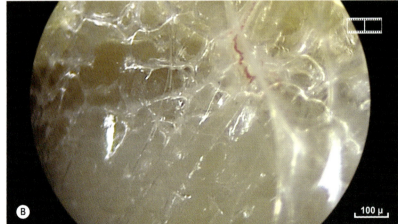

　第1章で考察したこれらの微小な泡は，原線維が絡み合って，カオス的に配置されて，つくられている世界を明らかにする．異なるサイズの糸が非常にもつれ，方向は一貫していない（図2.3）．これは全体にわたる原線維のカオスである！

図2.3
いろいろなサイズと形態を
持つ微小な泡
A　2倍
B　10倍
C　40倍

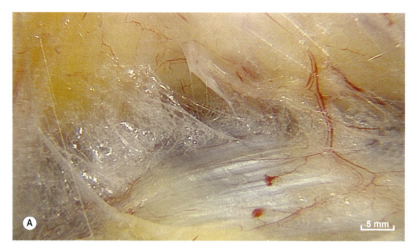

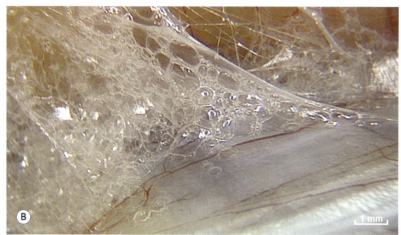

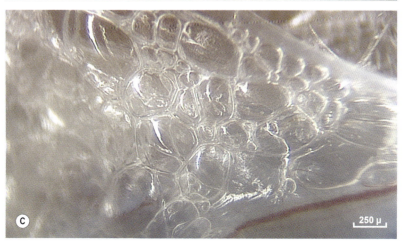

図2.3
D　異なるサイズの原線維が，一貫した指向性を持たずに実質的にもつれている（100倍）.

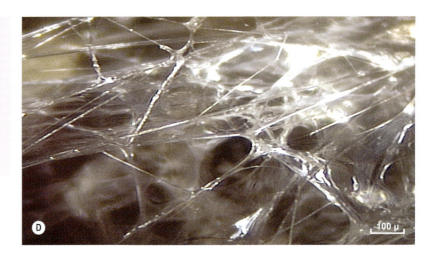

組織化されたカオス

　我々は身体の材料は整然と適切に組織化されていると思いがちだが，生物体への内視鏡探索では，そのようなものを見つけることはできなかった．人間の頭脳は，秩序に似たものを本能的に探し，そしてこのカオス的システムがどのように効果的に機能するかに関して論理的説明を求める．しかし，我々はこの原線維のカオスが隣接組織の間で適切な滑走を完璧に可能にさせていることはすでに知っている．つまり効率とカオスは密接に関係するということだ！

これらの線維が絡み合い織り交ざった明らかな無秩序の根底には，秩序があるのだろうか？

　多微小空胞の空間に内視鏡を拡大するにつれ，内視鏡が発する光は微小空胞のきらめく面で反射される．微小空胞は気まぐれに積まれて，山となった大量の鏡に似ている（図2.4，映像2.3）．詳細に調べると，微小空胞は

図2.4
多微小空胞の空間に内視鏡を拡大するにつれ，内視鏡が発する光は微小空胞のきらめく面で反射される．微小空胞は気まぐれに積まれて，山となった大量の鏡に似ている（40倍）.

映像2.3

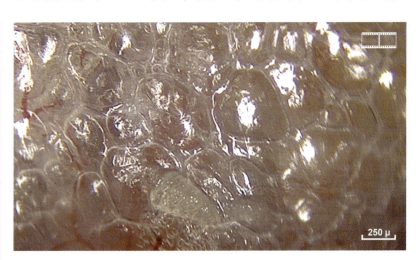

液体に覆われ，同じく織り交ざりランダムに配置された線維でできていることがわかる．外科医がこれらの構造を目撃できることは特権である．

　本来の位置にある生体組織で観察する場合のみ，これらの構造が明らかになるのだ．摘出組織の標本を見ると，組織内の原線維は張力下には置かれないため，根底にある構造を見ることができない．

　人体の中の奇妙な世界を理解するために，不思議の国のアリスのように，この異質な物体への扉を探してみよう．

微小立体と多様性

　明らかなカオスが存在するだけでなく，「微小空胞もそれぞれユニーク」であるため，識別できる規則性を探すのをあきらめたくなるかもしれない．我々が見る最初の形態は，液体で満たされた不規則な多面体の形をした微小立体である（図2.5）．一旦露出すると，微小立体の物理的な状態は不安定となる．内視鏡との接触は微小立体を解体する原因となり，フレームだけが残る．原線維フレームとそのフレームに含まれる液体という微小立体の2つの目に見える構成要素を分離すると，3つ，4つの面，時に5つ，6つの面を持った単純だが不規則な多角形構造が明らかになる（図2.6）．

図2.5
A．B　我々が見る最初の形態は多面体で，不規則な微小立体である．微小立体自体の物理状態は不安定である（60倍）．

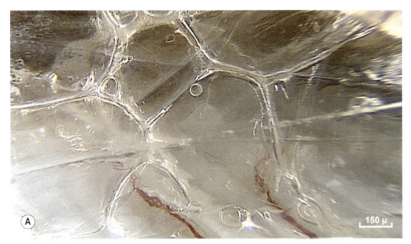

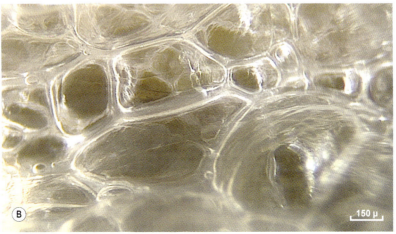

図2.6
A，B　自然に，または牽引により，微小立体が中身を失う．原線維のフレームだけが残る（60倍）

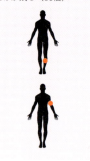

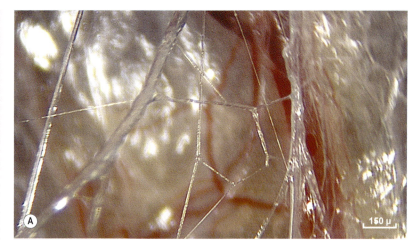

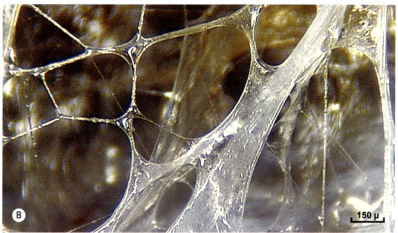

　これらの多面体単位（微小空胞）は組織内で構造的要素，または，構成単位として作用する．これらは一緒に集まって，形態をつくるうえで重要な役割を果たす．しかし，微小空胞を二次元的に表現することは誤解を招く．

　微小空胞は三次元構造で，主に多面体の立体であり，明らかな秩序や規則性はない．微小空胞は，原線維の交差による空間で作成される三次元立体である．微小空胞という用語は，細胞が存在しない空間の概念を強調するために選んでいる．繰り返して言うが，細胞外世界のすべてが多面体で，不規則な傾向があることを強調しなければならない．多様性が標準なのだ．原線維は長かったり短かったり，垂直，水平，または斜めに向いていたりする．原線維は近づいたり離れたりし，きつくまたはゆるく編まれている．原線維は，互いに相互接続して相互作用する．原線維は全方向にランダムに分岐している．したがって，我々は識別可能な規則性を調べるのを断念しなければならない．

　イラストを通して，微小空胞がどのように三次元構造の立体になっているか（図2.7A，B），その立体が，ほぼ無制限の異なる長さと密度を持つ原線維の交差による空間でどのようにつくられているか（図2.7C，D），が簡

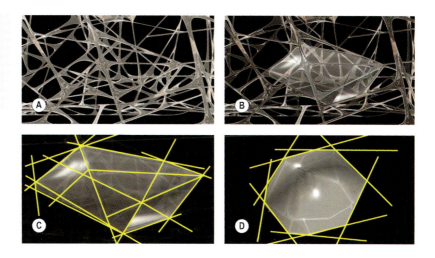

図2.7
A～D　微小空胞は，原線維の交差で空間に形成される三次元の立体である．原線維は微小空胞を区切っている．

単にわかる．

　また，皮膚の真下の領域や腱を直接覆う領域のように，細胞が少なく，柔軟でしなやかな領域で，きらめき虹色に輝く，これらの鏡を見つけるのは容易である．我々の探索のほとんどは，これらの領域で行っている．

　次のイラストでは，微小立体が互いに付着して集まって，類似した大きな構造組織を形成するかに関して示している（図2.8）．基本単位のルールに非常によく似たルールに従う新しい形態が出現する．この観察は形態発生に関する合理的な説明をするため，根本的なものである．後に続く章と「あとがき」でこれに関して詳述する．

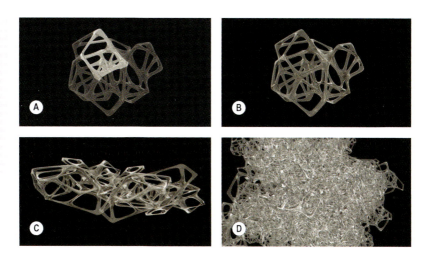

図2.8
微小立体は互いに付着し，集まって，類似した構成で大きな構造をつくる．これによく似た構造規則に従って，新しい形態が現れ，基本単位を制御する．
A　1個
B　5個の増殖
C　25個の増殖
D　1000個の増殖

　こうしてつくられる最も小さい微小空胞の立体は，直径で数μm～20,30μm以上になる．これは，細胞とだいたい同じサイズである．一部の微小空胞は，直径で多くとも200μmになる．小さい微小空胞は腱の周囲で頻繁に見つかる．大きい微小空胞は腹部の脂肪組織の中で見つかる．サイズにおけるこの変動は，力学的・動的な力の性質に依存するようである．微小空胞は，身体の特異的な領域でこれらの力を扱わなければならない．

また，我々は，個人間の違いも観察している．一部の人の微小空胞ネットワークは，他の人と比べ薄くて，ひょろひょろした線維でできている．これは個人間における特異性の概念を示すものだ．我々は全員，外側だけでなく，内側でも異なっている．個人はそれぞれユニークである．

原線維フレーム

フレームワークを構成する各微小空胞の原線維は，互いに連続しているが，原線維の交差には変動がある．一部の交差ははっきり示されるが，別の交差は原線維の間にベール状の仲介領域が存在しており，あまりはっきりしない．一部の原線維は幅がとても広く，平らで反射する表面を持っており，ナイフの鋼鉄の刃に似ている．別の原線維は，形態と外観が似ているが，薄い半透明の表面を持つ．狭かったり，広かったり，膨らんでいたり，短かったり，長かったりすることもある．一部は円筒状でさまざまな属性を持つ（図2.9）．他は空洞なように見えるが，現在のところ，液体がこれらの原線維の中で流れていることを示す証拠はない．この疑問は，進行中の研究テーマである．

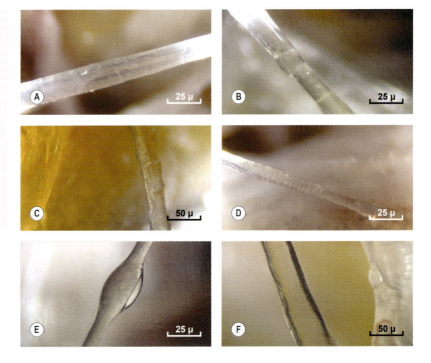

図2.9
原線維自体の形態は大きく変化する（200〜400倍）.
A 端が平らなロッドやシャフトのような滑らかな円柱.
B 竹を区切る節に似た円柱. 環状輪は不規則な間隔で原線維を補強している.
C 植物の茎の芽に似た膨らみを持つ円柱.
D 隔膜を持つ円柱.
E 一部はオリーブの形をしている.
F いくつかは，空洞のように見える.

多様性が標準であり，変化は無限である（図2.10，映像2.4）．原線維は直径5〜70μmと異なる（図2.11）．非常に多様な長さを持ち，原線維ネットワークをカオス的で秩序のない外観にし，糸，支柱，架橋，茎様の幹へと次々変わっていく．また，部分によっては結節状に肥厚している．これらの線維の交差間の距離は約10〜100μmにわたる．しかし，これらの線維は連続的なネットワークの一部を形成するため，この連続体の中では個々の線維を分離することができない．どの線維も常にネットワーク内部で流動しているように思われるため，その長さを測ることもできない．

図2.10
織り目の実際のパターンは大きく異なり，だいたい密集したり，不規則であったりする．原線維間の結合の多様性は無限である（100倍）．

映像2.4

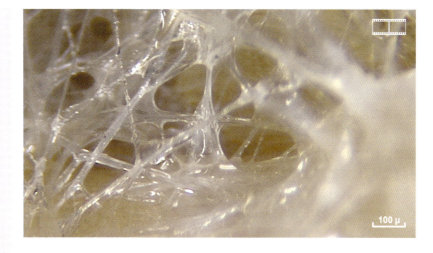

図2.11
原線維の直径は5〜70μmと異なる（100倍）．

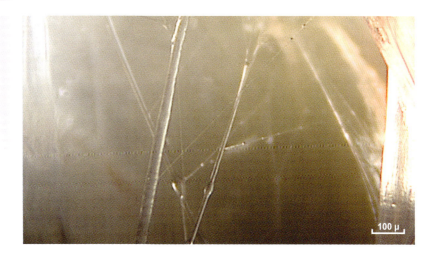

鋼鉄の刃のように，広い表面は光を反射する（図2.12，映像2.5）．一部は，線形の足場に見える規則的な織り目を形成する（図2.13）．他の線維はさらに丸く，牛を連れて行く小道（cattle trail）のようにカーブしている（図2.14）．

図2.12
広い表面は，鋼鉄の刃のように，光を反射する（100倍）．

映像2.5

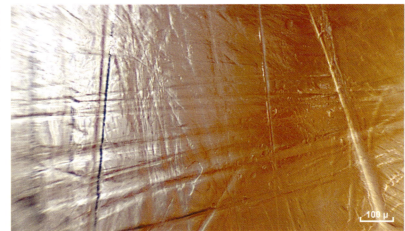

図2.13
まっすぐで，より規則的な織り目（100倍）．

図2.14
一部の原線維は曲線状で，織り目は直線的ではない（200倍）．

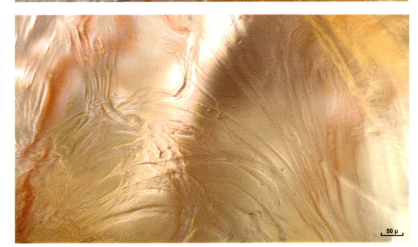

微小空胞は，線維が編まれた網の内部にある立体として考えることができる．この網にある実際の織り目のパターンはかなり異なる．絹のベールのような固く編まれた，緊密な線維（図2.15，映像2.6），もしくは，粗いキャンバス地に似た，ゆるく織られた線維を見ることができる（図2.16，映像2.7）．

図2.15
時に，完全な原線維のカオスがある！(100倍).

映像2.6

図2.16
時に，より通常の織り目がある（100倍）.

映像2.7

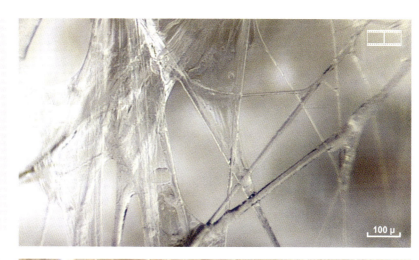

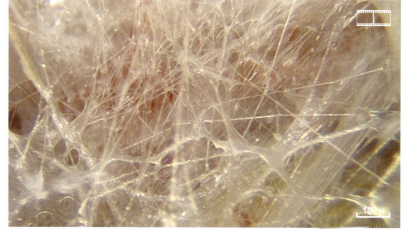

原線維の交差は多様であり，「Plateauの衣冠」または「Gibbsの輪」と呼ばれるベール状の仲介領域の形態になることもある（図2.17，映像2.8）[13-16].

映像2.8

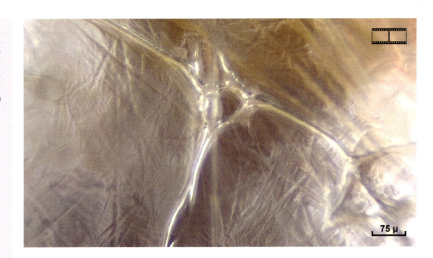

原線維の分離

原線維フレームの線維は，より小さな原線維の単位で構成される（図2.18）. 通常の生理学的限度内で力学的な圧力を受けると，これらの線維内にある原線維は，組織の連続性を維持しながら，互いに分離・解離できる. この剪断されるような分離は，通常の生理学的・力学的なふるまいである. これに関しては，カオス的ネットワークや形態構造のフラクタル化の特徴とともに，第5章で詳しく扱う.

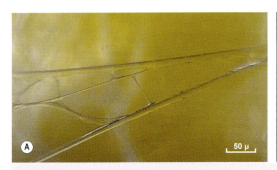
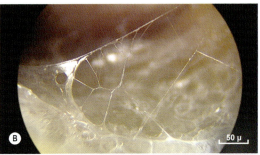

図2.18
A，B　これらの線維は，より小さい原線維で構成される. 通常の境界内部で力学的な圧力を受けると，原線維は分離できる（200倍）.

微小立体の中身が持つ多様性

原線維フレームに充填している中身を個別に識別するのは難しい. その上，それぞれの中身の比率は，解剖学的な位置と組織の機能により，かなり異なっている. また，この構造は，部分的にわずかながらも，互いによ

く似た神経枝とリンパ管で構成されている可能性も忘れてはならない．腱が筋と一体となっているように，原線維フレームと各微小空胞の中身も同じく一体となっていることが，いずれわかるかもしれない．両者は分離できるが，分離すればそれらの機能を失ってしまう．しかしながら，我々は以下の通りに分離した内容を推定する．

微小空胞をつくる動的でフラクタル化した三次元の原線維フレーム（図2.19）は，主にⅠ型コラーゲン（約70%），Ⅲ型コラーゲン，Ⅳ型コラーゲン，エラスチン（約20%）で構成される．微小空胞は，脂質を高い割合（約4%）で含んでいる．しかし，これらの比率は解剖学的な位置と組織の機能により，かなり異なる．

図2.19
A，B　線維とフラクタル化した原線維を説明する3D図．これらはゲルを含有するフレームである．

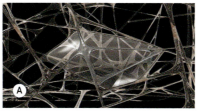 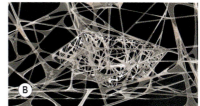

微小空胞に充填している水性の物質は主に以下で構成される．

- 非常に水和した**プロテオグリカン**のゲル（図2.20）：72%
- Ⅰ型コラーゲン：23%
- 脂質：3%
- Ⅲ型，Ⅳ型，Ⅵ型コラーゲン：2%

図2.20
A，B　微小空胞はプロテオグリカンのゲルで満たされる．空胞内部の中身の形態は十分に明らかにされておらず，身体の部分によって異なる(130倍)．

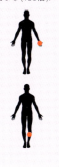

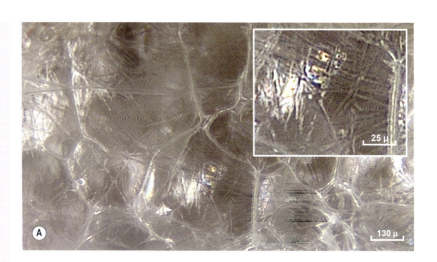

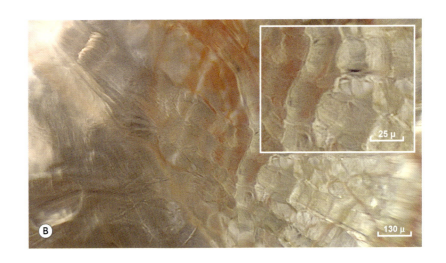

　脂質は親水性で，おそらく，隣接した微小空胞同士で，そして微小空胞と循環器系の間で液体を交換する役割を果たしているのだろう．これは，微小空胞の中身で，脂質が比較的高い比率であることを説明する．

　運動の間，各微小空胞は形を変化させるものの，その体積は一定のままである．空胞内部の体積は全体的に非圧縮性で，微小空胞が含まれる組織が必要とする運動により，内圧は局所的に変化するようだ．これにより，微小空胞ネットワーク全体で圧力の伝達を確保している．必要となる運動が大きいほど，組織の微小空胞は小さく高密度に圧縮される．

　水分を吸引する力は，プロテオグリカンと呼ばれるグリコシル化タンパク質によって媒介される．プロテオグリカンの基本単位は，グリコサミノグリカン（GAG）鎖が1つ以上共有結合したコア・タンパク質から成る[16]．

　グリコサミノグリカンは長い，枝のない多糖類で，二糖単位の繰り返しで構成される（図2.21）．グリコサミノグリカンの強い負電荷は水分子を引きつけ，微小空胞の膜を通り抜けるのを促進し，微小空胞に水分補給（水分を吸収・保持するプロセス）する．次に，この負電荷は空胞内部の圧力を維持し，圧縮力に対して抵抗する．これは形の変化に適応する微小空胞

図2.21
グリコサミノグリカンの配列．グリコサミノグリカンは長く枝のない多糖類である．コラーゲン線維と微小空胞ゲルのプロテオグリカン間の結合は，Ⅳ型コラーゲンが提供している可能性がある．何もない空間は存在しない(400倍)．

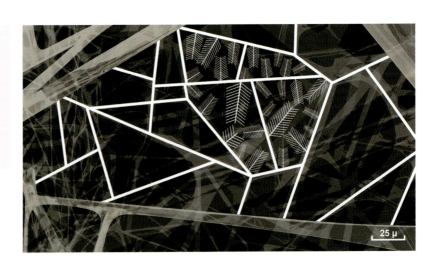

の能力を説明するものだ．微小空胞のゲルに含まれるコラーゲン線維とプロテオグリカンの結合は，真珠のネックレスに似たⅣ型コラーゲンのフィラメントにより提供されている可能性がある．Ⅰ型コラーゲン線維とデコリンのような小さいプロテオグリカンによる直接のつながりもある．Ⅱ型コラーゲン線維と**ヒアルロナン（ヒアルロン酸またはヒアルロン酸塩）**のような大きな分子にもこれらのつながりがある．

　水は主要な構成要素で，あらゆるレベルに存在し，その環境に影響され，圧力下で反応し，独立と相互接続を同時に行う．そして多くの場合，研究者から見落とされる．水の存在は否定できない現実であり，組織内観察中に完全に明らかとなる（図2.22A，映像2.9）．外科的切開直後の解剖学的構造の湿った外観は，身体空間は基本的に水で満たされていることを証明する（図2.22B，C，映像2.10，2.11）．しかし，手術開始数分でこれらの組織が急速に脱水することはよく知られた現象でもあり，組織を湿らせる必要が生じる（図2.23）．手術用の照明下ではさらに急速に乾燥する傾向がある．異なる微小解剖構造と機能にかかわらず，水で満たされた微小空胞は，循環系の血液の圧力よりは低いものの，圧力下にあり，微小空胞の血行力学の状態（各ネットワーク中の液体の流れ）は相互接続している．

図2.22
A　身体の液体の重要性を示す皮膚切開（10倍）．
B　液体と線維は密接に結合するが，容易に分離される（130倍）．
C　ある患者の手術野全体にしみ出る液体（130倍）．

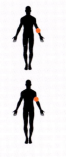

映像2.9
映像2.10
映像2.11

DVD

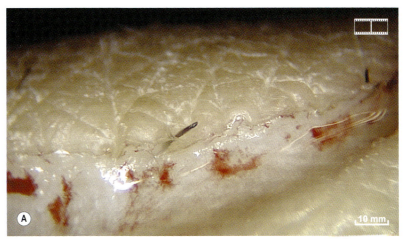

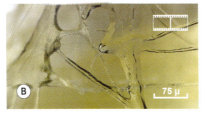

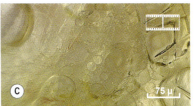

図2.23
手術中に起きる組織の急速
な脱水は，よく知られる現
象である（40倍）.

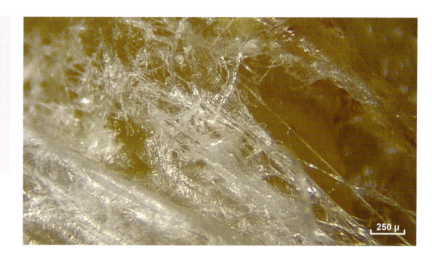

皮下組織の滑走に関する生体力学的説明を納得できるものにするには，浸透圧，表面張力，ファン・デル・ワールス力などの流体力学の基本原理を考慮しなければならないことは明らかである（2004年11月に行ったINSERM Laboratories〈リヨン，フランス〉のHerbage教授との個人的コミュニケーションより）.

組織内の泡

我々は大きな原線維構造の内部で微小な泡を頻繁に見つけている（図2.24）. この泡のサイズは大きく異なる. 私の同僚は，これらの泡が実は，手術中偶然閉じ込められた大気中の空気であり，自然現象ではないという. しかし，我々は，自然現象と思えるほど，あまりに頻繁にこの泡を見つけている.

もちろん，これらの泡に含まれる空気中の気体比を測定するためにさらなる研究を実施する必要がある. ガス交換は，考えられる説明である. 特定の線維が，リンパ液と呼ばれる間質液の液体を通過させている可能性がある. 将来，内視鏡により，液体と原線維の世界がさらに説明され，理解されるようになるだろう.

この微小空胞ネットワーク内部で線維は張力に抵抗し，微小空胞内の液体は圧縮力に抵抗する. 微小空胞内の液体の残留量は一定のままである. これで，身体内部に存在する水の分布を説明できる. 当然ながら，身体内部の水の分布を説明する試みは，生物体の他のすべての必要条件を満たす必要がある.

構造化した形態の概念

第1章で我々は下記の疑問を投げかけた.

「この組織の連続性はどのように構造化されているか？ これらの線維はどのように組織との結合を可能にしているか？ 線維はどのように集まることで構造化した形態を生み出しているか？」

図2.24

大きな原線維構造の内部
で，異なるサイズの微小な
泡をしばしば見る．これは
ガスの拡散で説明できるか
もしれないが，この現象を
完全に理解できていない．
A　200倍
B　200倍
C　400倍

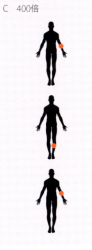

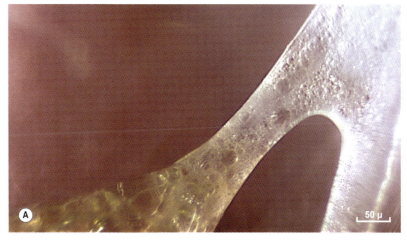

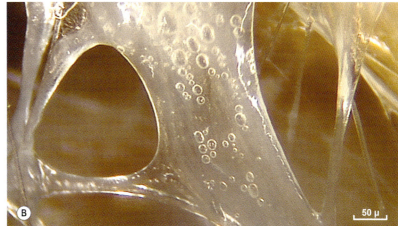

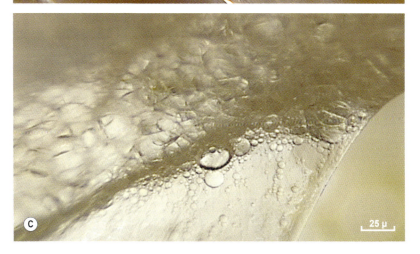

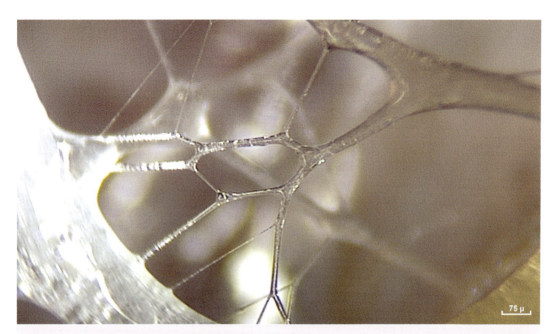

図2.25
構造化した形態の概念は，構造組織とすべての構成要素間の連続的，永続的な結合で生まれたものである．さまざまな物理的力の影響は，構造化した形態を生み出し，維持するうえで重要な役割を果たす．

> 🔑 **キーポイント**
>
> 結合組織ネットワークは身体全体で，肉眼レベルから顕微鏡レベルまで存在し，原線維のおよび組織学的な連続を提供している．微小空胞システムのすべての構成要素をつなげる連続的で永続的な結合は，構造組織と原線維フレームワークを提供している．
> これは構造化した形態の概念を説明し，確証するものである（図2.25）．

　線維は不規則に，フラクタルに絡み合うことで，グリコサミノグリカン（GAG）ゲルで満たされた微小空胞の立体を決定する．そして，積み重ねられることで，これらの多微小空胞の多面体単位は複雑な形態をつくり上げる．その結果生じる原線維フレームワークは，身体の中でこの構造化の役割を果たしていく．

> 🔑 **キーポイント**
>
> 生きた形態は構造化されなければならないが，可動性，柔軟性，適応性を持ち，自足できる必要もある．

・可動性

　構造は，隣接した周辺構造に影響することなく同時に調和して動いて必要な作業を行うという意味である．可動性のある構造は組織記憶の形態を

与えられる．力学的な圧力の間に損傷しない限り，必要な運動を行ったら，常に元の状態に戻ることができる．

- 柔軟性

構造は，直ちに圧力に反応し，構成要素の機能的な相互依存を促進するよう，損傷や破裂することなく容易に曲がらなければならない．

- 適応性

適応性がある構造は，局所を突然牽引するといった，形態を変える必要がある予想外の力学的な圧力にもすぐに反応できる．

- 自足

自足とは，いかなる圧力が加わっても，物理効果が要求されても，電気エネルギー，酸素，代謝因子などの生命の必須条件が生体組織で常に広まるということである．エネルギー供給の経路が組織の構造機構に組み込まれている場合のみ，自足を行うことができる．

赤い糸をたどる

生物体の他の仕様（可動性，柔軟性，適応性，自足）に対応させることで，第1章の終わりにあるリストの最初の疑問に答えることができる．

> **赤い糸となる疑問**
> 1. この組織の連続性はどのように構造化されているか？　これらの線維はどのように組織との結合を可能にしているか？　線維はどのように集まることで構造化した形態を生み出しているか？

本章では，原線維が絡み合って微小立体「微小空胞」がつくり出されるのを見てきた．これが組織を連続して結合させ，構造化した形態を生み出しているのだ．

Robert Schleip（MA, PhD）によるコメント

　本章で筋膜に関する印象的なイメージと説明にさらされた後，施術のタッチの質が変化したか，そしてどう変化したか，施術者ではなく，患者に尋ねるべきだろう．身体がさらにつながったように感じた，あるいはゆっくりと深いタッチを経験したと患者から報告を聞いても，私は驚かない．

　科学研究者とマニュアルセラピストである私のプロとしての人生において何回か起こったことがある．科学研究所で数日過ごした後，私の手，心臓，脳の能力が，精密かつ上手に患者の組織に応じられなくなっていることに気づいた．通常，これは従来の解剖学の教科書にある筋と筋膜の画像に暗示されるか，もしくは解剖模型が並んだホールでホルマリン保存の身体を作業して数日後に起きていた．これらの解剖学的研究は知的理解において有用ではあるものの，治療セッション中の私の手の触覚感度にとっては部分的に「毒」ともなりうる．通常の解剖学的イメージの偽りの錯覚は，人為的に断片化した構成だけでなく，自然な状態の組織が持つ半流動体の質を示せないことからも生じる．教科書のイメージの魔力により，教科書のイラストや解剖展示にあるように，筋膜と筋がかなり乾いた器官だと考えてしまいがちである．実際，Guimberteau医師の美しいイメージと説明が明らかにするように，生きた筋膜の特性は乾いた組織のイメージとほとんど共通していない．乾燥したプルーン，レーズン，オレンジの質と汁気の多いプラム，ブドウ，他の新鮮な果物との違いと同じである．

　ボディワーク施術者に教える非常勤講師として，Guimberteau医師の生きた筋膜に関する印象的な映像ドキュメンタリーのいくつかを生徒に見せる機会に何度も恵まれた．映像を見た後に生徒の手の質が違っていることにいつも気づいた．これは私にも今では予想できる形で起こる．映像を見た後にセラピストとして筋膜をあらためて触るとき，使う手の質が急激に変化しているのを感じる．組織で硬く柔軟性がないように思われる場所があると，知覚する抵抗に対し必要な質で押さないようになった．これは，もつれたロープのような硬く乾いた物質に対処する場合に理にかなうものだ．その代わりに，本章で示され，説明されたように，線維性の筋膜ネットワークが持つ液状で複雑な性質を思い出すと，力を優先させない方法で施術を行うほうが理にかなうのだ．固着・癒着した線維を互いに引き離すのではなく，多角的に調べるほうがより説得力がある．優しく節点を移動させ，本体を伸ばしたり（糊を伸ばすのに似ている），またはゆるやかに分岐させたりすることで半流動体の線維がどのように「もつれを解く」のかが，本章の画像でわかる．

　筋膜のセラピストにはこう言うことができるかもしれない．「（触っているときの心の眼で）見るものが，手に入るもののすべてだ（手の下で作用する力学という意味で）」．力による方法で施術を続けていきたいのであれば，心にある教科書の乾いた筋と筋膜組織のイメージを取り換える必要はない．しかしながら，マニュアルタッチをより聞くように，より探るように，より優しい質になるように変えることを受け入れるなら，本章のイメージと説明に深く飛びこむよう強く勧める．それから，あなたの手と皮膚下にある液状で水分の多い筋膜の間で新発見の知識を魅力的な相互作用に転換しよう．

可動性と適応性　3

要約

我々の観察を通して，この綿密な微細線維の構造は，コラーゲン，グリコサミノグリカン，細胞で満たされた微小空胞で構成されていることがわかる．その可動性と他の固有の特性のおかげで，この構造は三次元のすべての種類の圧力に適応できる．

可動中に組織の連続性を維持する

　結合組織と筋膜系の原線維ネットワークが自発的に動くことはない．マッサージなどの外部からの力や，筋収縮や腱の運動による内部からの力など，力の適用が必要になる．

　これらの原線維構造の可動性は，ビデオ内視鏡検査中に見ることができる．カメラの被写界深度が制限されており，特定の構造に正確に集中させることは難しい．この問題は映像分析を難しくし，時間がかかってしまう．

　一部のイメージはまさしく奇跡によって得られたものだ！

　腱が周囲の結合組織を滑走すると，原線維は分裂して絡み合う．これは約3秒間の映像で示される（図3.1，映像3.1）．この映像は，腱が周囲の結合組織を滑走する際の腱近くでの線維と，原線維の運動を示す信頼できる証拠となる．最初，線維は直ちに強く揺れることによって最も軽微な力学的圧力に反応する．それから，より大きな線維は動いて，長くなる．原線維と線維は，運動能力を持っている．微小空胞が線維と原線維によって形成される限り，微小空胞は伸び，広がり，短くなることで運動にも適応しつつ，元の形態に戻ることができる（図3.2，映像3.2）．これを行うためには，すべての構成要素が，弾性と内因性凝集力といった特定の固有特性を備えていなければならない．

　皮膚を牽引しているときは，何が起きているのか．皮膚下の原線維運動を調べることで，これらの線維と原線維が動く方法を詳細に見てみよう．

図3.1

腱は周囲の組織を滑走する．この周囲の組織にある原線維は分裂して，適応するように絡み合う．映像では，これが約3秒のシーンで示される．線維はわかりやすくするよう黄色で強調されている．最初に，線維は最も弱い力学的圧力に，激しく揺れることですぐに反応する．それから大きな線維は動いて，伸長する（60倍）

映像3.1

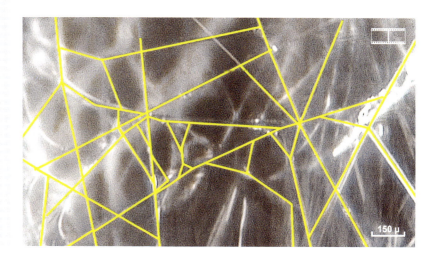

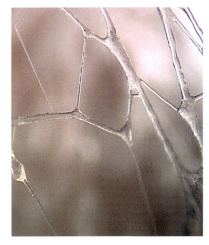
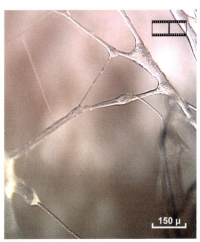

図3.2
微小空胞は，伸ばしたり，広がったり，短くなったりすることで形態を変化（適応）させる．これらの変化は原線維システムの運動と同時に同調して起こり，元の形態に戻ることができる（60倍）.

映像3.2

可動中の原線維と線維の力学的なふるまい

線維の方向づけは力の主要な方向に生じる

我々は，最高3N/cm²まで段階的に強めていく牽引を適用した．2秒間にわたる，滑走システムの運動の5つの段階を特定した（**図3.3**，**映像3.3**）.

- 配列順A（継続時間0.15秒）：牽引が組織に適用されるとすぐに，原線維が直ちに反応して，揺れ始める.
- 配列順B（継続時間0.35秒）：一部の線維は力の方向に全く並んでいないことがわかる.
- 配列順C（継続時間0.45秒）：一部の原線維は特定の運動を受け入れ，次第に力学的な関与を許し，圧力へ従うようになる.
- 配列順D（継続時間0.55秒）：牽引が強くなると，原線維は力の方向に並ぶようになる.

図3.3
皮膚の牽引に反応する皮膚下の原線維運動．運動中，線維の方向づけが力の主要な方向においてどのように行われるかを示す．滑走システムの運動の2秒間にわたる5つの段階を選んだ（本文参照）．映像の最初の中断部分で，線維を確認できるよう強調した．その後の映像は，各段階で中断される（20倍）.

映像3.3

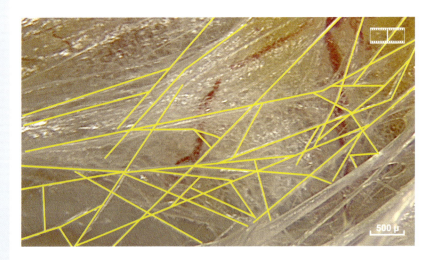

- 牽引が終了に向かう最後の配列順E（継続時間0.45秒）：離れて関連する原線維さえも，段階的に同じ方向へ向く．

　すべての原線維が，牽引に対する局所の組織反応に関与することに注意したい．微小空胞は圧力に反応して形態を変え，微小空胞の立体は圧縮される（これは内圧も変化させる）．負荷がコラーゲン構造にかかると，原線維は硬くなる．牽引力が増加すると，関わる線維の数は増える．これは強い牽引力を適用すると感じられる組織の抵抗を説明するかもしれない．これは，張力下の線維の増加した数と牽引中に外科医が感じる抵抗には相関性があることを示唆する．そして，これは軟部組織マニピュレーションを行っているマニュアルセラピストにもあてはまる．

キーポイント
原線維の配置は常に適用される力の方向に並ぶ．通常の生理学的状態では，これは原線維が損傷したり，破裂したりすることなく行われる．

　一部の原線維は他よりもたくさん動き，同じ強度ですべての原線維が反応するわけではない．言い換えれば，全体の原線維が線形にシフトするのを見ることはない．それにもかかわらず，組織連続性は常に維持されるのだ．力は伝達され，分散され，最終的に吸収される．このやり方は非線形であるようだ．というのも，原線維運動の種類と強度は予測不可能であり，変化するためである．これは第5章でさらに探っていく．

最大限の効率と力の吸収
　第1章の生体内における継続した観察で見たように，原線維構造は周囲の組織に影響することなく，最大限の可動性を可能にしている．したがって，線維は壊れることなく圧力に伴う力を処理しなければならないため，力を吸収できなければならない．原線維の弾性の生理学的制限はこのように考慮されるべきであり，通常の生理学的状態では組織の断裂は許されない．そのような断裂は血管と神経の破壊につながり，情報とエネルギー供給が中断してしまう．

　制限と拡張の局所的関係である流動学的な関係は，弾力的システムにある以上，無制限および線形であるはずがない．なぜなら，我々が観察したものは違うものだからだ．

　コラーゲン原線維が伸びる上限に達すると，運動をさらに行うことができなくなる．2つの解決案がある．

- 線維の破損や破壊．これは生理学的解決案として容認できない．
- あるいは，より全体的な原線維反応を含んだ別の力学的な解決案がありえるかもしれない．

　線維が伸長される上限に達する前に，各線維は隣接する線維を補充する．

補充された線維は張力下に置かれるが，張力は少し減少する．補充された第2の線維は同様にふるまい，伸長される上限に達する前に別の隣接する線維を補充する，というように続いていく．これは力の分散を説明するだろう．原線維が破れるリスクを避けるよう薄めていくのだ．最も近い線維は十分に拡張し，最も遠い線維はわずかに関わるだけである．このシステムはサスペンション・システムを暗示する．これで，連続的な可動性のある原線維の交差では，周囲の組織を妨げることなく，どのようにしてベクトルに最大限接触しての効率的な最適運動と末端でのエネルギー吸収という2つの一見矛盾した役割を同時に行っているかが説明できる．

　慎重な観察に基づくこの力学的な仮説が正しいと証明されれば，最適運動を行うための生物体の要件に対し，驚くほど洗練された解決案となる．

個々の原線維の原線維間運動

　各種の複雑な原線維間運動が運動とエネルギー吸収の矛盾した役割を同時に行わせている．

原線維は伸長する

　運動が始まるとすぐに，原線維は引き伸ばされ，長くなる．原線維の長くなる能力は我々が見る最初の特性である（図3.4A，映像3.4，図3.4B〜E）．線維は15〜20%長くなることができる．牽引が弱いか強いかにかかわらず，これは最初の原線維の反応で最もよく観察されるものである．特定の原線維が伸長している間に，牽引中に伸びる原線維の内側に小さい環状の膨らみを見ることがある．これはミミズやバネのふるまいに似ている（図3.5，映像3.5）．これが示唆するのは，おそらくエラスチンのような分子が，あらかじめ配置されていて，原線維の領域内で拡張・収縮させて，原線維が元の位置に戻れるようにしているということだ．しかし，膨らんだ環はいつも見つかるわけではない．多くの場合，原線維はその内部構造を全く明らかにせずに伸長する．

図3.4
A　線維の伸長を示すアニメーション（60倍）．

映像3.4

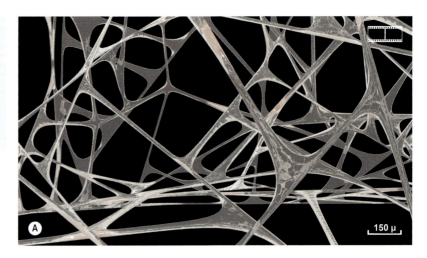

150 μ

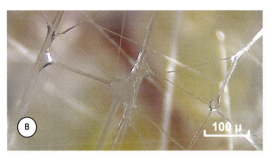

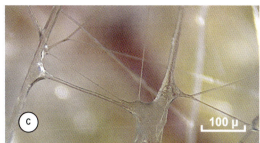

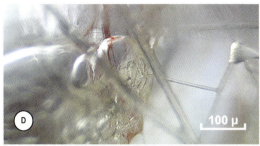

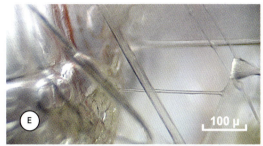

図3.4
B～E　運動が始まるとすぐに，原線維は伸長することで反応する．B～C間，D～E間で，中央にある水平の線維の長さの変化に注意（100倍）.

図3.5
特定の原線維が伸長している間，原線維内部に小さい，環状の膨らみが牽引中に伸びているのを見ることがある．これはミミズやバネのふるまいに似ている（150倍）.

映像3.5

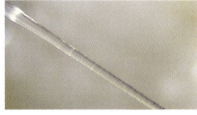

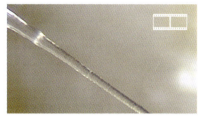

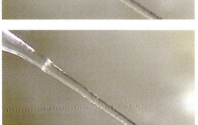

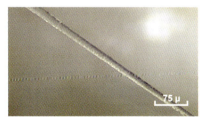

原線維は移動する

　他の原線維に沿った原線維の移動は，よく見られる現象である（図3.6，映像3.6，3.7）．可動する接合部が存在し，原線維が別の原線維に沿って滑走することを可能にしている．こうすれば，エネルギーは原線維ネットワークで分散され，吸収される．これにより，圧力が組織に加わっても，力を効率的に分布させることができる．

図3.6
A　他の線維に沿って接合部を可動することで線維はしばしば移動する．こうして，エネルギーは原線維ネットワークで分散して，吸収される（100倍）．
B　線維の移動を示すアニメーション（60倍）．

映像3.6，映像3.7

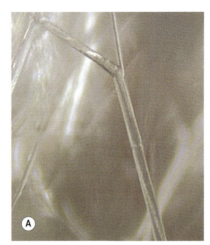
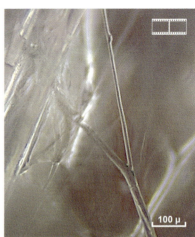

100 μ

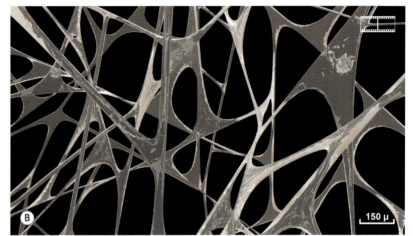

150 μ

原線維は分裂する

強く牽引している間，原線維は2本，3本，4本の小さい原線維に分裂することができるのがわかる（**図3.7，映像3.8，映像3.9**）．エネルギーの分布は同時にいくつかの原線維に広がることで，効率的に吸収されることを意味する．

原線維の分裂と互いに沿った滑走は異なる「分離帯」で生じるようである．これは形態学的決定論を示唆する（**図3.8，映像3.10**）．

図3.7A

原線維は2本，3本，4本の小さな原線維に分裂でき，三次元でのエネルギー分散を促進する（150倍）.

映像3.8

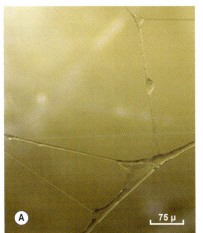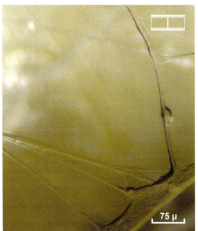

A 　　75 μ　　　　75 μ

図3.7B

分裂する線維を示すアニメーション（60倍）.

映像3.9

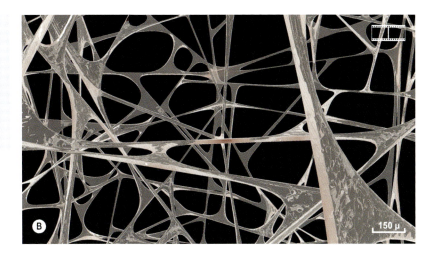

B 　　150 μ

図3.8

これらの分裂と滑走の運動は異なる「分離帯」でのみ生じるようだ．これは，形態学的決定論の疑問を生じさせる．すなわち，この分離帯はあらかじめ決まっているのだろうか？　という疑問である（400倍）.

映像3.10

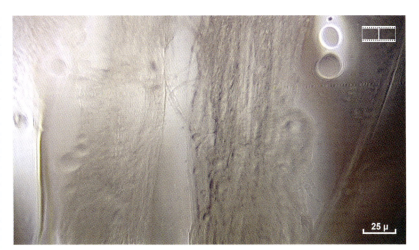

25 μ

原線維は接続し，固定されることもある

時に，原線維間の交差やつながりは安定していて，動的に関わっていないようなものが存在することもある．この非常にはっきりした安定性は，運動中の形態全体の永続性を説明し，あらかじめ決められた構造とふるまいを持つ体系を示唆する（図3.9，映像3.11）．他のつながりは最初見えないが，映像の半ばで新しい線維が現れるときに存在することが明らかになる（図3.10，映像3.12）．

これらの観察は記録が難しく，そのつながりは少なくとも直径10μmの原線維だけで構成されている可能性がある．

図3.9
この映像で見ることができる2本の線維の連結は明らかに安定した連結である．これも構造とふるまいはあらかじめ決まっていて，全くランダムというわけではないという印象を受ける（200倍）．

映像3.11

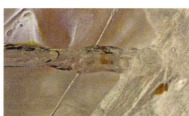
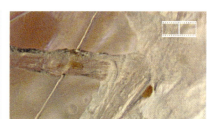
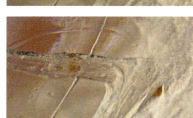
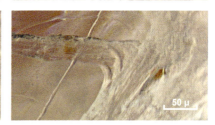

50 μ

図3.10
時に，配列順の開始時には，目に見えない新しい線維が現れることがある．新しく現れる線維は別の線維と連続している．しかし，最初はこの連続性を示すものは何もない．この映像の終了近くで，新しい線維が現れ，運動で力学的な役割を果たす（100倍）．

映像3.12

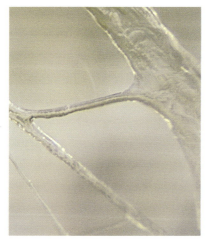
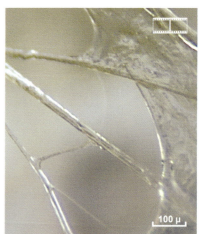

100 μ

微小空胞内部の原線維間運動

運動は微小空胞内部の原線維の間でも生じる．微小空胞内部で運動中のⅢ型・Ⅳ型コラーゲンやグリコサミノグリカンといった他のコラーゲンの力学的役割を無視するのは不可能である．

微小空胞内でIII型とIV型コラーゲンの原線維を見るのは難しい．しかし，高い拡大倍率での観察により，織り交ざった原線維ネットワークが明らかになる．この原線維ネットワークはさらに小さい原線維で構成される．張力がない場合，これらの原線維の外観は波状である（図3.11）．これは，原線維構造のフラクタル的性質を示す追加証拠である．

図3.11
高倍率で原線維の間にある空間を観察すると，小さい原線維で構成される原線維が織り交ざっているのが明らかになる．張力下にない場合，これらの小さい原線維は波状の外見になる（150倍）．

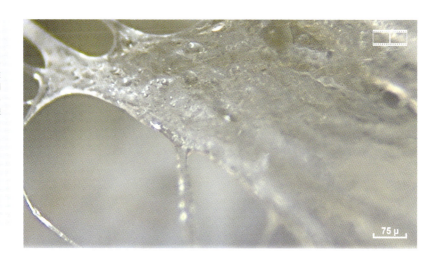

これらの原線維間運動は，特定の原線維の交差が瞬時に融合・分裂する能力を持っていることを示す．分子レベルの重合と脱重合により原線維間運動が生じている可能性がある．おそらく，これにはコラーゲンやエラスチンが関わっている．この領域において，さらなる研究が必要である．

全体の力学的結果

原線維運動のまさしく花火のようなイメージは原線維ネットワークの全体的な動的ふるまいを説明する（図3.12，映像3.13）．原線維は互いに絡み合い，交差し，重なり合うが，牽引が組織に適用されると調和してふる

図3.12
原線維構造の可動性，柔軟性，弾性は，巨大な花火のような原線維運動のイメージをつくり出す（60倍）．

映像3.13

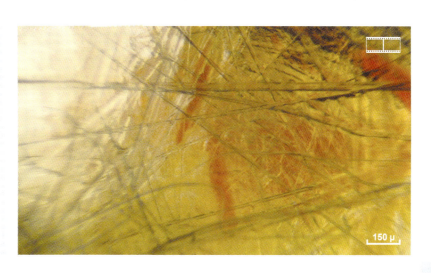

まう.

原線維は組織にかかる力の方向に並ぶ. 伸長は力学的な圧力に対処する最初の反応で, 運動を促進する主要な役割を果たすようだ. 原線維ネットワークの分裂, 滑走, フラクタル構造が統合されることで, 力はネットワーク全体に分散する.

伸長, 分裂, 滑走の組み合わせも, 特に運動中に, 三次元のどの方向にも組織を可動させる. これらの現象は, どのように適用された力が特定の距離を越えると, その強さが消散してなくなるのかについても説明している. これらの力が周囲の組織に影響しないという事実は原線維システムのエネルギー吸収能力を証明する.

キーポイント

これら3つの異なる原線維のふるまいの複合作用は密接に関連していて, 原線維ネットワークが三次元の圧力に適応できるようにしつつ, 同時に圧力を分散・低下させている. また, 静止位置に構造を戻す能力も保っている (図3.13, 映像3.14).

図3.13
これら3つの異なる原線維のふるまいの複合作用は密接に関連していて, 原線維ネットワークが三次元の圧力に適応できるようにしている (100倍).

映像3.14

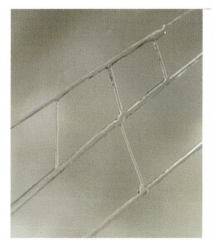
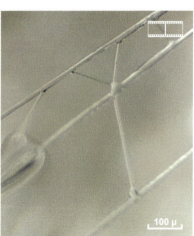

100 μ

この驚くべき原線維のふるまいには, 同時に動く何十億もの原線維の運動が関わる. これらの3つの運動の組み合わせの動的可能性は計算できない (図3.14, 映像3.15, 映像3.16).

図3.14
A これらの3つの力学的
解決案を組み合わせた動的
可能性は計算できない（60
倍）.

映像3.15

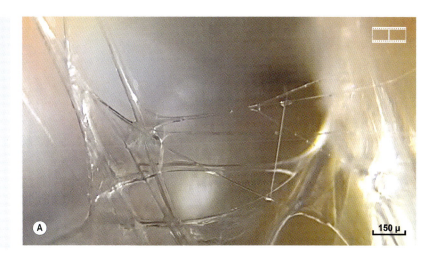

図3.14
B 線維の動的可能性を示
すアニメーション（60倍）.

映像3.16

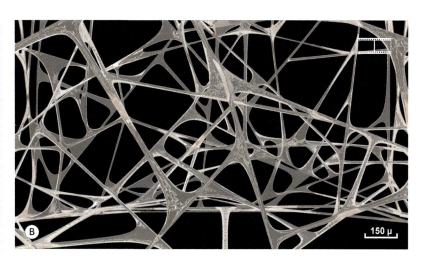

赤い糸をたどる

赤い糸となる疑問
2. この原線維の連続性は周囲の組織には影響を及ぼさずに, どのよ
うに, 力の吸収と滑走を同時に行い, 2つの動的に対立した役割
を可能にしているか？

　運動のこの組み合わせは, 一見矛盾した役割を果たす能力（これらの運
動の効果的な可動性, エネルギー吸収, 相互依存）に関するいくつかの答
えを与えてくれる. これで我々は原線維の可動性を説明できる.
　原線維の連続性は多微小空胞と多原線維ネットワークが提供しているこ
とがわかっている. 構造は必要な作業を行うために, 隣接している周辺構
造に影響することなく, 同時に調和して動くことができる. 可動性を持つ
構造は組織形態の記憶も与えられ, 必要な運動を行えば, 運動中に損傷し
ない限り, 元の状態に戻ることができる.

Jean-Pierre Barral（DO）によるコメント

オステオパシー医は，患者の身体が持つ優れた可動性を回復させるために最善を尽くす整備士である．オステオパシー医は自分の手を信頼するが，身体が治療に実際どのように反応しているかについて，必ずしもわかっていない．

Jean-Claude Guimberteauの研究は我々の基盤となるものだ．彼の研究は人体をさらに理解させてくれる．通常，医学において，我々は2種類の可動性を話す．

1. 構造に適用される外部の力で生じる可視できる運動
2. 蠕動，腸の波状の筋収縮のような，小さい運動の組み合わせ．これはたいてい見るのが難しかったり，不可能だったりする．

整骨医は自動運動性に言及するが，これは異なるものだ．自動運動性は不可視であり，臓器自体が生み出す微細な運動である．これは各臓器に内在する特異的運動となる．これはまるで，各臓器の細胞がうまく機能していると，細胞のエネルギーの一部を小さい調和した運動に変えているかのようである．

Jean-Claude Guimberteauの研究が示したのは，組織に力を加えると最初に，適用された力に反応した運動が生まれ，また少し後に他の小さく複雑な運動が生まれるということだ．これらに続いて起こる運動の方向は予測しがたい．これは，我々オステオパシー医にとって非常に重要である．各施術者は，自らの個人的で，合理的アプローチに従い，組織に施術を行うが，身体の反応を完全に制御することはできない．身体に「良いメッセージ」を送ることが，我々の役割であることを謙虚に認める必要がある．しかし，「メッセージ」を受け取ると，身体はそれ自体の方法で反応するのだ．これは，オステオパシー医の創始者Andrew Taylor Stillが徒手治療で行うことに関して説明した基本原理の一つである．身体の一部の可動性の制限について話すとき，Stillはたびたび「それを見つけて，治し，放っておく」と言った．

Guimberteau医師の研究が補強したもう一つの概念，張力と圧力の概念も我々の基盤となるものだ．簡単に言うと，オステオパシー医は組織に作用することによって，線維の方向と異なる体腔と導管（例えば，頭蓋骨，胸郭，鼡径管，手根管）での圧力に影響を与えようとしている．異常な組織張力は，空洞内部の圧力に影響を及ぼす．胸郭を例にとろう．肺が拡大できるように，胸郭は陰圧を維持する必要がある．肋骨や胸膜に関わる力学的な問題はこの陰圧を変えてしまい，血液中の酸素，二酸化炭素，pHの値に影響を及ぼす．

最後に，Guimberteauは，身体が三次元すべてで反応すると説明している．これは我々にとって重要なポイントである．身体には，完全に平坦なものはない．我々の手は，線維の可動性制限がある方向をすべて調べなければならない．一つの方向を見落とせば，完全に満足できる結果とはならないだろう．我々は，身体内部にある適応・代償システムをサポートしなければならないのだ．

細胞と原線維構造の関係

4

要約

微小循環の動脈側の血管は，酸素と代謝栄養素など，生命に必須の基本エネルギーを，連続的に生体組織に分配させている．また，神経は，さまざまな情報の構成要素を分配させている．分配はいかなる圧力が課されても，いかなる物理効果が必要になっても維持される．これは情報・エネルギー供給の経路が，妨害や障害なく最大限の効率となるように生きた組織の構造機構に組み込まれる場合のみ，達成できる．血液，神経，またはリンパ管にせよ，常に正しく機能し続ける間，生理学的運動が付随しなければならない．したがって，我々は，血管，神経，リンパ，および原線維構造の性質に関してさらに知る必要がある．また，細胞がどのように皮膚下で分布しているか，この原線維構造がエネルギーと情報を細胞に分配する経路なのか，に関しても知る必要がある．細胞は，以前の章で見た線維のもつれにどのように適合するのだろうか？

細胞形態学と分布

細胞は多種多様な形態を示す．細胞は四角，丸，あるいは卵形，または4つ，5つの面を持つ単純な多面体に似た形があるが，すべて異なる．細胞は，時に腱，神経，血管，あるいは筋の表面に広がっている．細胞の生体内観察により，本来の位置にある細胞の多種多様な色とサイズとその性質も明らかになった．

術中，内視鏡検査において，細胞レベルで観察するのは簡単ではない．これは，大部分の細胞のサイズは小さく，特異的な細胞の種類を識別するのは難しいためである．表皮と真皮の細胞は，筋細胞と同様，特に見るのが難しい．しかし，メラニン細胞は時々，表皮の奥深くで見ることができ，その茶色の色で簡単に特定できる．メラニン細胞は真皮乳頭稜の真上の，表皮と真皮の接合部に位置している（図4.1）．

図4.1
皮膚の横断面．真皮の最上部にある真皮乳頭の端に沿って茶色のメラニン細胞が見える．毛細血管係蹄は，マルピーギ層として知られる表皮の深部領域まで達しているようだ（60倍）.

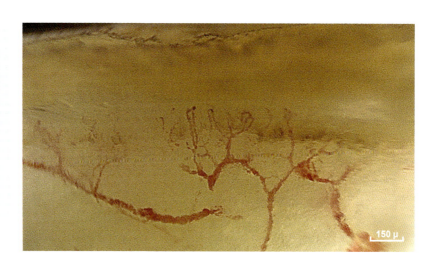

150 µ

皮下組織は細胞を見るのがずっと簡単になる．最も明らかなのは脂肪小葉内部の脂肪細胞である．脂肪細胞は，腱周辺の滑走領域でも容易に観察できる．この領域は組織が柔軟で，密集していない．線維はゆるく織られ，細胞のクラスター（細胞群）は線維の間やその上で確認される．

それぞれの細胞の顕著な特徴

* 皮下組織の脂肪小葉で見つかる脂肪細胞は，通常はカナリア色である．直径は60〜120μmである．脂肪細胞は脂肪小葉の中で集まり，滑らかで，丸い曲線を持つ．一部の脂肪細胞は血液供給を豊富に受ける．しかし，他の領域では毛細血管はまばらで，脂肪細胞に十分血管が分布していないように見える（図4.2A〜C）.

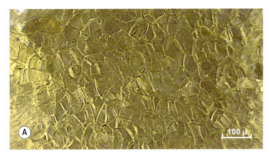
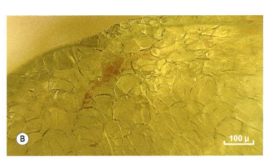
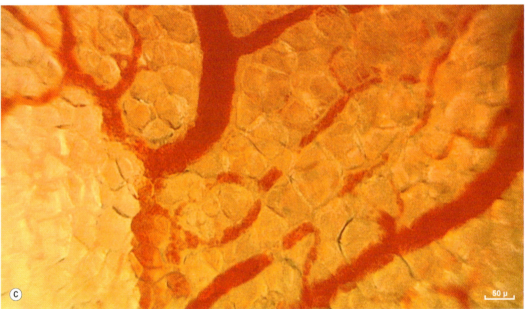

図4.2

脂肪細胞は，淡黄色から明るい黄色，琥珀色まで異なる．脂肪細胞はほとんど白色の場合もある（100倍）.
A 一部は血管が近くに認められない.
B 少数の血管が認められることもある.
C 多くの血管が通っていることもある.

- 細胞は，脂肪小葉と筋の腱膜の間の領域，および滑走する空間の腱周辺の領域で異なる．直径は30〜100μmで，琥珀色である．しかし，時には，非常に淡い黄色，または，透明でさえある（図4.3）．

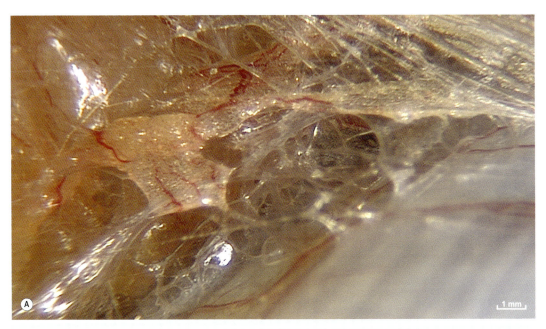

図4.3
A　細胞群の間についた線維は組織が密集しておらず，柔軟な領域で観察される．この領域は，皮下組織の下，筋の腱膜の上で見つかる（10倍）．

図4.3
B　この細胞群はクラスターと呼ばれる．これには数百万の細胞が含まれる（30倍）．

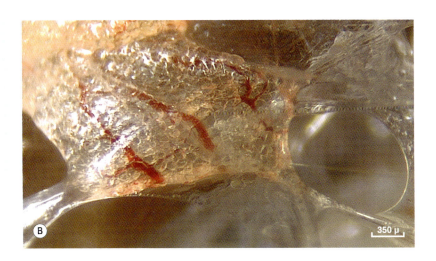

- 細胞は、血管周辺および血管に沿ってさまざまな形態の集まりとして見つかる。これらの分布は、小さい町や村を通る道路に沿って建てられた住宅の位置どりを思わせる。住宅は村の中心で多く密集し、端で減っていく。細胞のこれらのクラスターはブドウの房や魚の卵に似ている。しかし、細胞の形態はたいてい楕円形で、サイズは生体内のほうが生体外より大きいようだ。各クラスター内の細胞数はクラスターの長さによって決まる。長さ2mmのクラスターは少なくとも500万の細胞を含んでいる。我々がこれらの細胞を分析したところ、多数（20%）は未分化の細胞であった。これらは、線維芽細胞、前脂肪細胞、多能性細胞である可能性がある。これらの細胞は多くのミトコンドリアと大きな核を持ち、膨大なコラーゲンを産生しているようだ。
- これらの細胞は時には、筋、腱、神経、または血管の表面に広がっている。細胞はこれらの構造表面を覆っており、草原で育つ野草のようだ。しかし、特定の領域（図4.4）においては、血管向性のケースを除き、細胞分布に関する相互関係を同定することが可能ではなかった。

図4.4
一部の領域では、細胞は下記の表面に広がっている。
A 腱（10倍）。
B 神経（40倍）。
C 血管（40倍）。
D 筋（40倍）。
細胞は、テーブルクロス、あるいは草原に広がる野草の絨毯のように、これらの構造表面を覆っている。

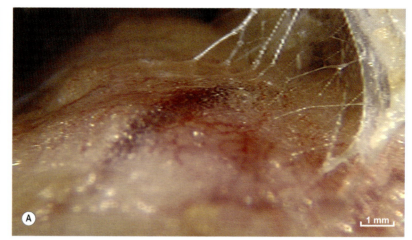

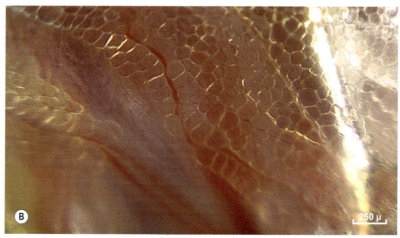

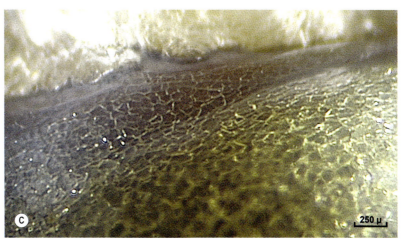

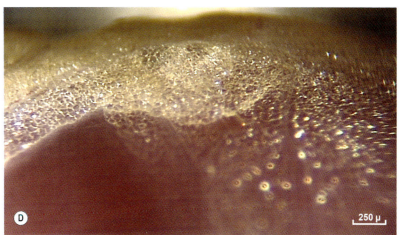

線維と細胞の関係

　ここでもう一度，これらの細胞群は原線維ネットワークにより完全に包み囲まれていると強調する必要がある．細胞はこのフレームワーク内部に埋め込まれている．細胞組織はこの織り交ざった原線維の格子により支えられ，維持され，おそらく形がつくられている（図4.5，映像4.1）.

 キーポイント

細胞と細胞間隙は完全に連続している.

図4.5
A　空間における細胞の位置は織り交ざった線維の格子により決められていることは疑いない（60倍）.
B　細胞と細胞間隙は完全に連続している（200倍）.

映像4.1

DVD

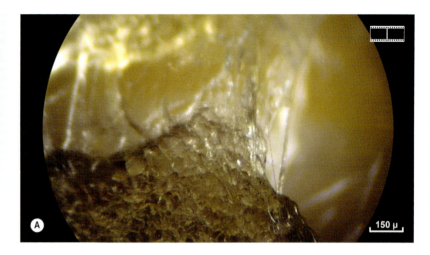

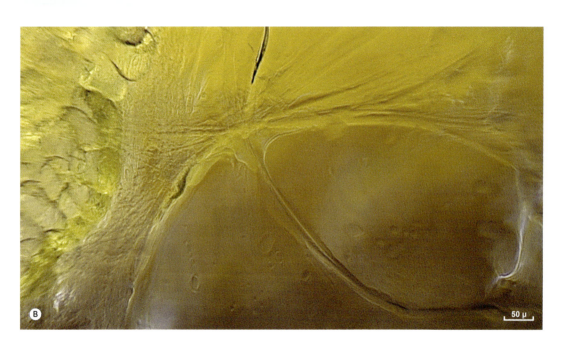

細胞，血管，線維の関係に関していくつか興味深い観察がある.

・ 前述したように，細胞は微小毛細血管に沿った大きなクラスターで見られ（図4.6），少数の血管に沿ってしばしば並んでいる.

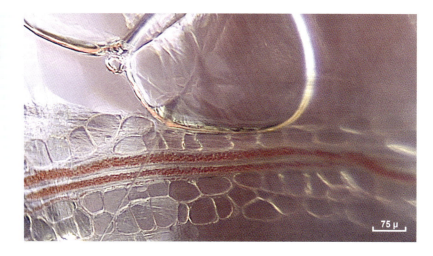

- 線維に沿っている細胞は，草の葉のテントウムシのような一組や家族の
ような小さな集団が見られる（図4.7）.

図4.7
A，B　数個の細胞が主要
な細胞群から離れて，線維
に沿って並んでいることが
ある（200倍）.

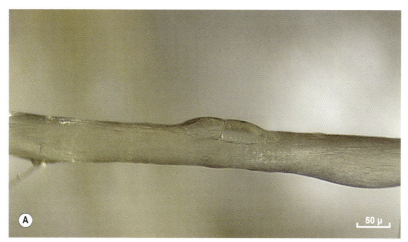

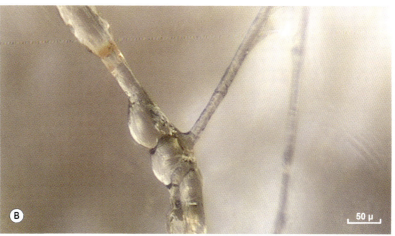

- 我々は，時々，細胞群がいくつかの層でまとまり，線維にコロニーをつくっているようなものを見ることがある．他にも，線維を包んで飲み込んでいるような細胞群を見る（図4.8）．

図4.8
線維に完全なコロニーをつくっているような細胞群に出くわすこともある．
A　絶縁体のように，いくつかの層になって並んでいる（20倍）．
B　イモムシのように登っている（60倍）．
C　原線維の結合にぶらさがっている（130倍）．
D　細胞群には線維を飲み込んでいるようなものもある（200倍）．

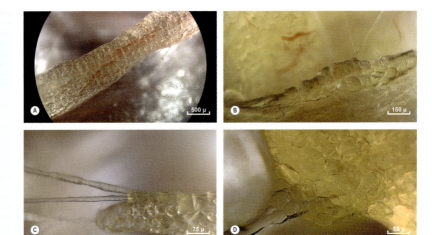

- 時々，我々は，少数（たいてい2，3個）の細胞がとびとびに位置し，主要な細胞群から離れて完全に孤立しているのを見る（図4.9A）．孤立した細胞はそこで何をしているのだろうか？　他のどこかに移動する途中なのか，あるいはそこが永住先なのだろうか？
- 細胞間の接着は永続的ではない．時には，強固な細胞間結合で集団となって，その細胞形態は角ばっていたり，多面体であったりする（図4.9B）．別の場合，細胞間結合は弱く，その細胞形態はより球形である（図4.9C）．

図4.9
A　時々，密集した細胞クラスターから離れ，血管供給が見えない個々の細胞に遭遇することもある（60倍）．
B　一部の領域では，強固な細胞間結合を見る（200倍）．
C　他の領域では，細胞間結合は弱い．この場合，細胞の形態はより球形である（150倍）．

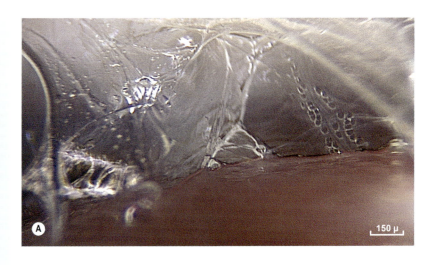

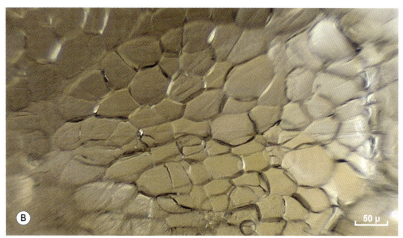

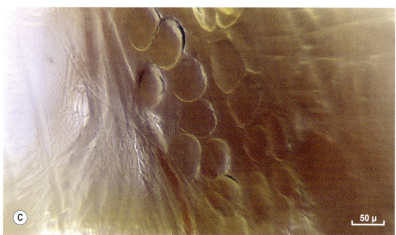

機械伝達と機械的情報伝達

　細胞は付着する線維に力学的に依存している．線維に沿ってほんの少し牽引すると，細胞の方向と位置に変化をもたらし，細胞の形態にさえ変化を生じさせる．これらの細胞群の可動性と柔軟性は，その配置を考えると

図4.10
これらの細胞群の可動性と柔軟性は，その配置を考えると驚異的である（60倍）．

映像4.2

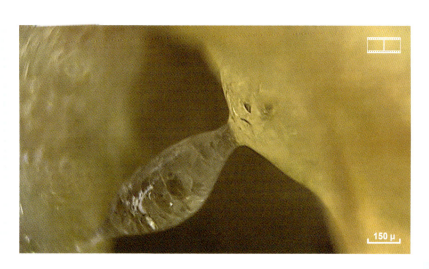

驚異的である（図4.10，映像4.2）.

　この現象ははっきり目に見えるものであり，機械的情報伝達を誘発する機械的刺激の例となるかもしれない[17-19]（図4.11，映像4.3）.

図4.11
細胞の原線維ネットワークへの力学的な依存は全体的であり，原線維を牽引すると観察可能である．原線維をほんの少し牽引すると，細胞の方向と位置が変わり，細胞の形態は変わる．これは，機械的情報伝達を誘発する機械的刺激の例となるかもしれない（130倍）.

映像4.3

DVD

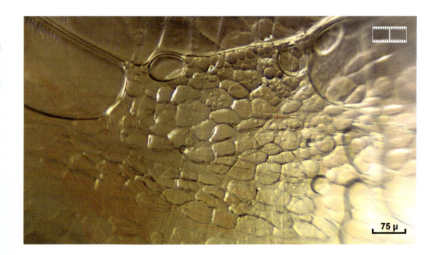

75 μ

　この現象の結果は不明であるが，細胞骨格はいくらか影響されているに違いない．原線維の強固な牽引は，細胞の直径の減少と伸長を引き起こす．牽引をリリースすると，細胞は最初の形態と位置に戻る（図4.12，映像4.4）.

図4.12
原線維の強固な牽引は，細胞の直径の減少と伸長を引き起こす．牽引をリリースすると，細胞は最初の形態と位置に戻る（130倍）.

映像4.4

DVD

75 μ

　細胞外マトリックスと細胞骨格のインテグリンを介した相互接続は，他の研究者により生体外で詳しく示されている．顕微鏡的内視鏡下で細胞核は透明に見える．細胞核と他の細胞小器官に対する細胞骨格の力学的な影響も，他の研究者により十分に示されている.

　細胞膜に関する現在の研究は，細胞内外の環境には密接な関連があることを示す．原線維ネットワークのある種の機械的刺激は，細胞産生に影響を及ぼす可能性が考えられる.

微小空胞システムは，どのように細胞を生存させているのだろうか？

　血管供給経路には多くの形態がある（図4.13）．繰り返すが，明らかな秩序や論理性はないようだ．主要な血管は，木の幹に似た，かなりまっすぐな線で配置され，小さい血管が枝分かれしている．

　しかしながら，毛細血管ネットワークの形態は驚異的である．原線維ネ

図4.13
毛細血管ネットワークの形態は驚異的である．明らかな秩序や論理性がない．
A　大きな血管は，かなりまっすぐな線で配置されている（10倍）．
B　中型の血管は分岐して，曲がっている（60倍）．
C　小さい血管は多くの場合，不規則で，時に湾曲した経路をたどり，曲がりくねった田舎道のようだ（130倍）．

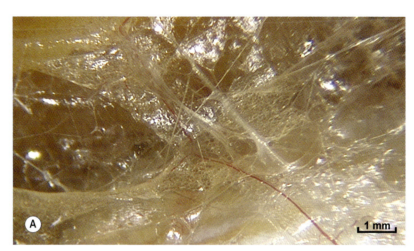

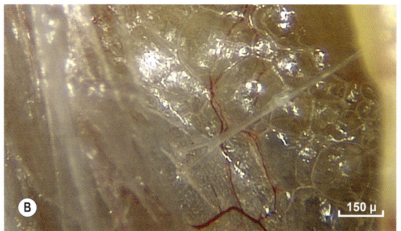

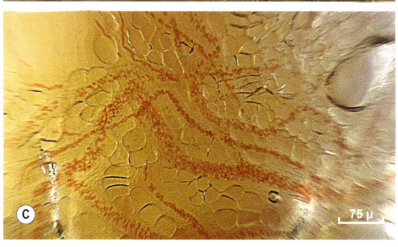

ットワークのように，表面上は明らかな秩序や論理性がないようだ．毛細血管は不規則で時に湾曲した経路をたどり，田舎道のように曲がりくねっている．

　すべての神経，動脈，血管，およびリンパ管は，多原線維・多微小空胞構造の足場を利用・依存しており，これらの分布パターンの原因となっているようだ（図4.14）．

図4.14
細動脈，毛細血管，細静脈，および神経はすべて，多微小空胞システムをサポートに利用する．これらがランダムなパターンに見える説明となる（130倍）．

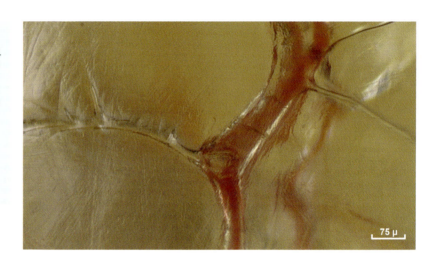

　細胞レベルでは，毛細血管ネットワークが細胞周囲に存在していることがある．各細胞は，直径約10μmの小さい毛細血管によって覆われている．驚くべきことに，これは一部の領域では，すべての細胞にあてはまるが，少数の細胞しか囲まれていない領域もある（図4.15，図4.16，映像4.5）．しかも，一部の細胞は毛細血管と直接接触していないため，全く血管が通っていないという印象をしばしば受ける．

図4.15
観察により，細胞周囲の血管配置に変動があることが認められる．一部の領域で，直径10μm以下の毛細血管が各細胞を囲んでいるのは驚異的である（200倍）．

映像4.5

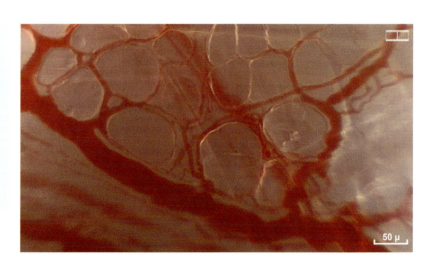

図4.16
A　いくつかの細胞が，非常に密接に囲まれていることがある（100倍）.
B　ほんの少数の細胞だけは，このように囲まれる（100倍）.

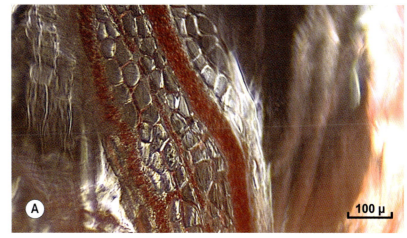

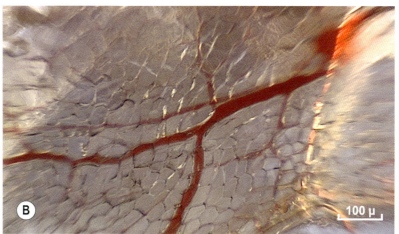

　情報とエネルギーの流れは，多微小空胞構造の経路をたどる．これは効果的な分配を可能にしている．この配置の巨大な利点は，細胞と細胞外の構成要素が連続して，絶え間ないエネルギーと情報の供給を運動中でも受け取れるということである．というのも，原線維の足場が動くと，血管も一緒に動くからである．補給線が断裂しないのだ．

キーポイント
エネルギー供給は，微小空胞構造と微小空胞フレームワークの支えに依存していると言えるだろう．

　未来の世代の解剖学者は，これらの発見をにっこり笑うかもしれない．この種の探索は始まったばかりであり，技術が進歩するにつれ，新しい生理学的説明が生まれるはずだ．

赤い糸をたどる

我々はこれで，第1章の最後に示した「赤い糸となる疑問」に答えることができる.

赤い糸となる疑問
3. 身体的運動中に，これらの線維はどのように，可動性と連続的なエネルギーを同時に供給するよう適応しているか？

循環系と神経系はこの原線維の網と一体となっているのだ.

結論

第1～4章では，術中内視鏡検査による生物体の観察を説明してきた．これらの観察を解釈し，我々が見ているものを理解してみよう．理解の手助けとして，いくつかの結論を出すことができる.

- 連続的な原線維ネットワークは，身体全体を通して組織連続性を提供する.
- この原線維ネットワークは，微小空胞と呼ばれる微小立体を囲む．微小空胞は細胞やコラーゲンとグリコサミノグリカンで満たされている.
- 微小空胞の理論は，生物体の形態と立体の概念，そして構造をさらに理解できる.
- 多微小空胞システムは，圧力を受けても，特異的な解剖学的構造の機能的独立を維持することで，エネルギーと情報を途切れることなく伝達・交換する.
- 微小空胞の概念は，生きた生物の定義の要件を満たす．組織が最初の形態を保ちながら，どのように圧力に適応するかに関して説明しているからである．これが可能となっているのは組織がすでに張力下にあるためだ.

術中内視鏡検査は多くの情報を提供してくれる．しかしながら，多くの疑問が残る．これらの疑問には観察のみでは答えられないものだ.

- この多微小空胞システムは，どのように重力に対処しているのか？
- なぜこの原線維ネットワーク構造はフラクタルなのか？　なぜカオス的に見えるのか？

James L. Oschman（PhD）によるコメント

　人体の解剖学は十分に確立されていると思うかもしれない．無数の解剖学書は，生物の構造デザインの途方もなく詳細な知識を証言する．数世紀にわたる慎重な解剖学的観察でもたらされたこの知識は，我々が知ることはほとんど残っていないと思うほどである．本書は，この神話を完全に粉砕する．Guimberteau医師は，信じられないほど興奮させる，新しい未踏査の世界への旅に我々を連れて行く．彼の探索は，人類が見たことがない新大陸，深海などで偉大な探検家達が経験したものと同じくらいスリリングな冒険である．本書は新世界を次々に発見していく．これまで誰も訪れたことがなく，夢にも思わなかった世界である．身体から分離した細胞組織は興味深く，有用かもしれないが，Guimberteau医師の新世界で見られるものとは似ても似つかない．むしろ，Guimberteau医師は生きて，呼吸するヒトの皮膚下で実際に起きているものを詳細に観察している．

　「全体論」という言葉は，我々の身体の構造と機能には連続性があるとするものだ．これは長年わかっていたことである．さまざまな概念がこの連続性とその生理学的・医学的重要性に関連している．一つは，古典的書籍『The Extracellular Matrix and Ground Regulation: Basis for a Holistic Biological Medicine』（優れたオーストリア人組織学者 Alfred Pischinger と彼のドイツ人の同僚 Hartmut Heine との共著）で展開した説である[1]．Pischinger と Heine は，細胞外マトリックスは身体にある他のすべてのシステムに関係する一つのシステムであるため，「システムのシステム」と強調した．彼らの機能的説明に，オステオパシーの創始者 A.T. Still の説明が続いた．A.T. Still は筋膜こそが疾患の原因を探す場所であり，治療を始める場所であると述べた[2]．Pienta と Coffey は同じネットワークを「組織のテンセグリティー・細胞外マトリックス」と言及している[3]．我々は「生体マトリックス」として同じシステムを説明した[4]．「生体マトリックス」はインテグリンの発見などに基づいている．インテグリンは細胞膜を貫き，細胞外マトリックスを細胞骨格につなげる．細胞骨格は核マトリックスと DNA をつなぐ核膜とも連絡している．つまり，生物のあらゆる部分に伸びる連続的な構造になっている．本書ほど，これについて非常に美しく記録した重大な発見はこれまでなかった．

　Guimberteau医師は，科学者またはセラピストとして生体組織を扱う我々を，変化に満ちて刺激的な発見の旅に連れて行ってくれる．我々は新しい情報に満たされ，吸収し，評価し，ヒトの内部で起きていることに関して，これまで限られていた理解を再定義できる．ページからは，Guimberteau医師が発見した新世界とそれを我々と共有したいという抑えた興奮が伝わってくる．それはインスピレーションに富んだ説明であり，その調子はまさしく詩である．彼の映像は科学とアートを混ぜあわせ，「真実は美しさであり，美しさは真実である」という考えを説得力のあるものにする．

参考文献

1) Pischinger A. The extracellular matrix and ground regulation: basis for a holistic biological medicine. Berkeley, CA: North Atlantic Books; 2007.
2) Still AT. Philosophy of osteopathy. Kirksville, MO: AT Still; 1899.
3) Pienta KJ, Coffey D. Cellular harmonic information transfer through a tissue tensegrity-matrix system. Med Hypotheses. 1991; 34: 88–95.
4) Oschman JL, Oschman NH. Matter, energy, and the living matrix. Rolf Lines. 1993; 21: 55–64.

Leon Chaitow（ND, DO）によるコメント

オステオパシー診療の指針となる主要な見解は，人体が自動制御メカニズムを備え，依存しているという認識である．自動制御メカニズムは，構造と機能の密接な相互関係を伴う．したがって，オステオパシー医は多くの場合，自己制御に対する生体力学的（と他の）障害を識別し正常化させるように臨床的な注意を集中させ，徒手マニピュレーション，可動化，リハビリテーションにより機能を強化・回復させる．

機械的情報伝達の驚くべき特徴を認識すると，これらの治療的な概念と診療を補助し，関わるメカニズムの一部に対して洞察できる．

機械的情報伝達は，細胞組織がその構造的特徴の変化に反応するプロセスであり，それに伴う形態の変化が生体機能の変化に反映される．細胞の構造的形態が運用荷重（例えば，捻転，張力，剪断，圧縮，伸展，屈曲，および摩擦）に反応して変わると，遺伝子発現を含む細胞のふるまいと成長に著しく影響する化学シグナルを伴うプロセスが起動する．

Guimberteau医師の生体組織の映像は，細胞と細胞外マトリックスの主要構成要素であり，身体に連続的に広がる多原線維ネットワークの密接な関係を明らかにする．本章では，細胞が，このネットワークで絡み合うコラーゲン線維によって形成される微小立体（微小空胞）の中に埋め込まれていることがわかる．第6章では，徒手による皮膚の牽引が，多原線維ネットワークの事前に張力が加わった線維にどのように伝わるかを見ていく．これらの映像は，細胞がどのように外部からの力学的圧力に反応して，形態と空間関係を変えるかに関して示す．したがって，マニュアルセラピーのテクニックにより生み出された機械的刺激は，力伝達と機械的情報伝達を通して，細胞機能に影響を及ぼすと結論することは妥当である．

オステオパシー治療法をモデル化したいくつかの生体外研究は，この仮説を支持するものだ．これらは，有益な臨床転帰を説明するかもしれない細胞反応の証拠を提供した．これらの生体外研究は，足底筋膜炎などの身体機能不全の治療で観察される臨床転帰を反映する[6].

Standley et al.は徒手の荷重を調整して適用することに関して，臨床的に重要な可能性をオステオパシーの視点から要約している．「緊張の方向，頻度，継続時間は重要な線維芽細胞の生理学的な機能に影響を与えることは明らかである．線維芽細胞は痛み，炎症，可動域制限に介在することが知られている．これらの研究の臨床解釈はマニュアルセラピーの因果関係を明確にするために重要である[1]」.

KumkaとBonarは「細胞が細胞外マトリックスを通じて伝達される多様な機械的刺激を組織の形態と機能を調整するために化学活性へ変換する」ことで，機械的情報伝達が起こると説明している[2].

WipffとHinzは結合組織細胞である筋線維芽細胞の例を挙げる．筋線維芽細胞は新しい細胞外マトリックスを分泌し，高い収縮力を発揮することで損傷した組織を復元させる[3]．WipffとHinzは筋線維芽細胞の活動を調節解除すると組織拘縮と線維症につながり，2つの根本的因子が筋線維芽細胞の成長を引き起こすとしている．一つは，これらの細胞が特殊な細胞外マトリックス接着を用いて感知する特定レベルの力学的圧力である．もう一つはトランスフォーミング増殖因子-β（TGF-β）である．「筋線維芽細胞は圧力下で最もよく働く」と彼らは言っている．

研究例として，筋膜リリース[4]とストレイン・カウンターストレイン[5]のようなオステオパシーの方法が，「弱った」ヒトの線維芽細胞に適用された．両方の研究とも線維芽細胞に8時間繰り返して圧力を加えると，形態学的変化ならびに炎症産物が生じた．それから，オステオパシーの軟部組織テクニックモデルでこれらの線維芽細胞を60秒間「治療」した．結果として，形態学的な外見の強化，さらに重要なことに，炎症性サイトカイン産生の著明な減少が示された．

別の研究では，荷重適用により生じる細胞変化は自動的に組織のふるまいに影響する．例えば，力学的圧力を受けた筋膜の線維芽細胞はインターロイキン-6（IL-6）を分泌し，筋芽細胞分化を誘導した．結果，筋管の数を最大78%増加させた．これは筋修復に不可欠なプロセスであ

る[7].

　上記のような研究者が確認したいくつかの特徴には，運用荷重が関わっている．運用荷重は，バイオテンセグリティーのユニークな属性を介して，細胞構造と生理学的ふるまいを変更する．バイオテンセグリティーは，第5章で述べるが，連続的な張力と非連続的な圧縮力の組み合わせで安定するホメオキネティック構造を構成する．ホメオキネティック構造は「動的な力学的情報を生化学的変化」へ変換する[8]．したがって，結果として生じる自己組織化の生物学的プロセスは，液体に基づく協調的な環境で起こる．健常な組織では，生物体の特別な細胞により荷重が弾力的に，吸収され，伝達され，連絡され，反応が起きる．

　個人的な見解では，生体組織を撮影したGuimberteauの映像から浮かび上がる洞察は，マニュアルセラピーが身体に大きく影響することをより理解できるものにしている．しかし，同時に臨床的な課題も提供している．

　皮下組織構造が，同時にその生化学状態を変えながら，形態，方向，配置を変形することで，圧力と他の運用荷重に適応する方法は，すべてのマニュアルセラピストが直面する以下のような臨床的難問である．

　荷重（圧迫，捻転，伸展，剪断力など）の程度，継続時間，方向，つまり，どれくらいの「適用」が対象組織で最適な効果をもたらすのだろうか？

参考文献

1) Standley PR, Meltzer K. In vitro modeling of repetitive motion strain and manual medicine treatments: potential roles for pro- and anti-inflammatory cytokines. J Bodyw Mov Ther. 2008; 12: 201–3.

2) Kumka M, Bonar J. Fascia: a morphological description and classification system based on a literature review. J Can Chiropr Assoc. 2012; 56: 179–91.

3) Wipff PJ, Hinz B. Myofibroblasts work best under stress. J Bodyw Mov Ther. 2009; 13: 121–7.

4) Meltzer KR, Cao TV, Schad JF, King H, Stoll ST, Standley PR. In vitro modeling of repetitive motion injury and myofascial release. J Bodyw Mov Ther. 2010; 14: 162–71.

5) Eagan TS, Meltzer KR, Standley PR. Importance of strain direction in regulating human fibroblast proliferation and cytokine secretion: a useful in vitro model for soft tissue injury and manual medicine treatments. J Manipulative Physiol Ther. 2007; 30: 584–92.

6) Wynne MM, Burns JM, Eland DC, Conatser RR, Howell JN. Effect of counterstrain on stretch reflexes, Hoffmann reflexes, and clinical outcomes in subjects with plantar fasciitis. J Am Osteopath Assoc. 2006; 106: 547–56.

7) Hicks MR, Cao TV, Campbell DH, Standley PR. Mechanical strain applied to human fibroblasts differentially regulates skeletal myoblast differentiation. J Appl Physiol. 2012; 113: 465–72.

8) Swanson RL 2nd. Biotensegrity: a unifying theory of biological architecture with applications to osteopathic practice, education, and research—a review and analysis. J Am Osteopath Assoc. 2013; 113: 34–52.

空間配置，テンセグリティー，フラクタル化

5

要約

本章では，生物体の構造に関する知見を解釈することから始め，それらの知見を理解していく．原線維構造のフレームワークが従来の物理的な規則に従いつつも，これらの構造は非線形のふるまいも示すことを見ていく．そして，非ニュートン物理学とフラクタル幾何学が役割を担う世界への扉を開く．

生体組織に影響する物理現象

生体組織は基本的な物理現象の影響を受けている．以下はその物理現象のリストの一部である．

- 組織の連続性
- 組織間緊張
- 組織中の液体が永続的に存在
- 毛細血管の圧力
- 電位
- 一定温度
- ガス交換
- 変化する圧力と濃度勾配
- 原線維と細胞間の力
- 組織内の泡の存在
- 圧力差と表面張力が引き起こす微小空胞の破裂
- 内視鏡で観察される水滴の放出と蒸気

これらの物理的な特徴は重要であるが，生体組織が対処しなければならない主な力は「重力」であることを覚えておきたい．私は最初，原線維構造は古典的ニュートン物理学に従うと予想していた．しかし，実際には，すべてのレベルで非ニュートン物理学とフラクタル幾何学でしか説明できない非線形のふるまいに遭遇した．規則的なものは何もないが，これらの解剖学的構造の不規則な配置には基礎をなす論理があるはずだ．したがって，我々は生物体がどのように組織化しているかに関して，難しくも根本的な疑問に直面することになる[20-23]．

- どのように，微小空胞は組み立てられて形態をつくるのか？
- どのような規則が，その空間配置を支配しているのだろうか？

微小空胞は，原線維を絡み合わせることで構成される微小空間である．生きた身体の内部の解剖学的構造を持ち上げ牽引すると，この形態学的な単位が現れる．しかし，通常の生理条件下では，微小空胞は実際，平坦化して一緒に積み上げられる．微小空胞は密封された多面体ではないため，各微小空胞に含まれる立体は不安定である（図5.1）．しかし，この立体は確かに存在する．これは仮想の立体ではない．空胞内部の圧は変動するが，立体は一定のままである．微小空胞内外で，分子は濃度勾配に沿って永続的

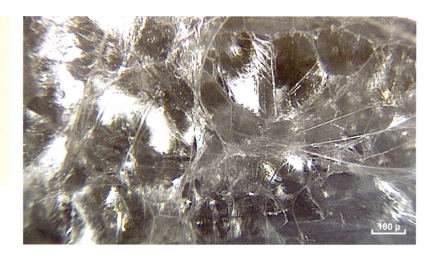

図5.1
前腱膜領域の微小空胞（100倍）．微小空胞は密閉された多面体ではないが，本物の形態学的存在である．

に拡散している．

　微小空胞内部に含まれる微小空間は，シャボン玉に似ている．これは，哲学者と科学者が長く興味をかきたててきた疑問を生じさせる．

- どのように，三次元構造は所定体積を最も効率的に満たすか？
- どのように，三次元構造は最もうまく配置されるか？

平面の最大範囲：二次元空間を満たす

　隙間を残さない表面の最大範囲は，幾何学的または非幾何学的形態を用

図5.2
A　正三角形，正方形，正六角形のような等しいサイズと形を持つ正多角形は，完全に表面を覆うように完璧に組み合わさることができる．
B　非幾何学的な形も複雑なモザイクパターンのように，一緒に組み合わさることができる．

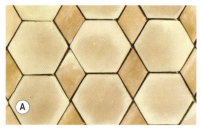

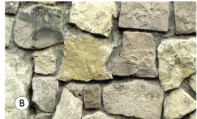

図5.3
多角形は，多くの動物種の皮膚表面でも見つかる．これは，多くの植物の表面にもあてはまる．
A　ヒトの皮膚
B　キノコの表面
C　イワシの鱗
D　ホロホロチョウの足の表面

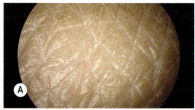

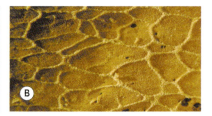

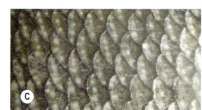

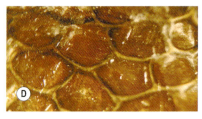

いて作成できる（図5.2）．正三角形，正方形，正六角形などの等しい大きさと形態で構成される正多面体は，完璧に組み合い，表面を完全に覆う．非幾何学的形態も，完全に一緒に合致できる．複雑なモザイクパターンでこれを見ることができる．この多角形の解決案は，多くの動物種の皮膚表面ならびに植物表面でも用いられている（図5.3）．

三次元空間を満たす

　境界内で含まれる最小の表面積の原理は，最大の体積を置くことができる最小の空間のことである．三次元空間すべてを占める空間は，古代から検討された問題である．多面体を利用する解決案が提案された．多面体は面が同一の正多面体でもあり，面が同一でない不規則な多面体でもある．この解決案が提供する可能性は非常に多い．ピタゴラスの後に，プラトンが5つの正多面体を定義した[24]．

1. 正四面体は最も単純である．4つの三角形の面で構成される多面体である．この幾何学的表面は，最大限の表面積で最小限の体積を囲む．これは最小限の表面積で最大限の体積を囲む球体とは完全に反対である．
2. 正六面体．立方体として知られている．
3. 正八面体．8つの面を持つ多面体．
4. 正二十面体は，20個の同一の等辺三角面を持つ正多面体である（図5.4A）．
5. 正十二面体は12個の正五角形の面で構成される（図5.4B）．等辺等角で等方性（その構造が空間の全方向で等しいという意味）の正十二面体のネットワークを形成することによって，最適に空間を満たすことができる．

図5.4
A　正二十面体
B　正十二面体

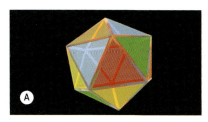
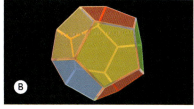

　どのように構成要素が生物体内部で配置されているのか．その問題から始める必要がある．ベルギー人物理学者Joseph Plateau（1801〜1883年）は，石鹸膜が形成する構造を説明するプラトーの法則を定式化した．これは，所定の境界内の最小の表面積の存在に関する数学の問題であり，彼の名をとって名づけられている[13, 25]．プラトーの法則が説明する，石鹸膜（泡）とその空間占有が形成する構造の配置は，構造の要素が生物体でどのように組織化されているかに関して理解するのに役立つ．
　シャボン玉は多面体のネットワークである．シャボン玉の内部では，面

の数が多様で，小さく，不均等な多面体の立体が，ネットワーク内の仕切りを形成している．シャボン玉は最小限の表面積で最適に空間を満たして，最大限の収縮の状態で配置される．シャボン玉の構造はランダムであり，固定した方向を持たない．外部の圧力はないので，シャボン玉の空間占有は静的なものと言える．しかし，表面張力は内部の圧力を生じる．仕切りが消えると，全ネットワークの再配置がすぐに起こる．仕切りの形態と方向は新しい平衡状態になるまで，変更されていく．

この新しい平衡状態は次の仕切りが崩壊し，消滅するまで，維持されて，同じように繰り返されていく．

しかし，シャボン玉に関するプラトーの法則は，例えば，張力下の脂肪小葉の領域と細胞が存在しない（線維芽細胞を除く）滑走空間での組織密度の違いを説明できない．さらに，同種であっても，結果として生じる形態は多様な形態とサイズを示す．脂肪小葉は明らかに規則的だが，隣接した脂肪小葉は互いに似ていない．これまで見てきたように，生物体の全体的な外観はカオス的であり，規則性がない．

いずれにせよ，最小の配置に関するプラトーの法則は，多角形，三角形，五角形，六角形，二十面体の形態を利用する．これらの形態は身体で見つかる微小空胞の形態と似ていて，テンセグリティーの基本的な形態とも完全に一致する．本章後半で詳しくテンセグリティーについて述べる．これらの微小空胞システム，物理学のプラトーの法則，テンセグリティーの構造上の概念との類似点は混乱させる（図5.5）．この比較が妥当でなくても，また，シャボン玉のふるまいが生物のふるまいと同一視できなくても，これは我々が続けるべき一連の研究である．

図5.5
最小の配置に関するプラトーの法則は，多角形，三角形，五角形，六角形，二十面体の形態を利用する．
A　正二十面体のネットワーク．
B　これらの形態は，身体で見つかる微小空胞の形態と類似している（10倍）．
C　隣接した脂肪小葉は互いに似ていない．多様性が明らかな規則性の中に存在する（2倍）．
D　シャボン玉は多面体ネットワークの良い例である．このネットワークは明らかにカオス的で，明らかな規則性がない（10倍）．

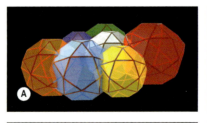
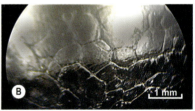
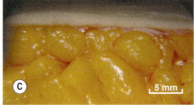
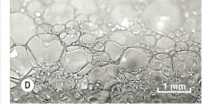

キーポイント
原線維が最小限の表面積で微小空胞の立体へと組織化することで，使う材料の量を減らし，物理的な圧力に効率的に対処するシステムを可能にしていると言える．

　微小空胞のふるまいは，14世紀のWilliam of Ockham（1287〜1347年）が提案した効率的な推論の方法論的原理「思考経済の法則」に従うようである．この原理は「Occam（原文ママ）の剃刀」として知られる．William of Ockhamはイギリスのフランシスコ会修道士，哲学者で，常に可能な限り最少の原因，因子，変数の観点から説明を選択すべきと主張した．

　言い換えれば，余計なものは無用で除外しなければならないということである．この原理は，多くの自然現象を説明するのに用いることができる．Ockhamの原理を微小空胞システムに適用すると，以下の洞察が明らかになる．最終的な形態の仕上げには，必要以上に線維や微小空胞を用いない．これは，微小空胞システムの節約と効率を強調する．一つの重要な因子はこの相対的な調和を乱して，簡単な理解を妨げる．すべての形態は不規則で，無秩序な方法で配置されるように見える．疑いなく多面体であるように見えるが，互いに完全に異なり，全く不規則である．しかし，微小空胞が二十面体の形態と非常に類似していることは否定できない．数学的観点で，二十面体は空間配置と可動性の役割に最も適している．

> **キーポイント**
> 形態の基本単位として不規則な多面体の使用は，生物に作用する基本的な物理的力の必然的な結果であるようだ．

　多微小空胞構造の配置に関するこの概念を受け入れると，以下の3つの疑問を言及しなければならない．

- 多微小空胞構造はこの方法でどのように形成され，微小空胞を配置するのか？
- 多微小空胞構造は平衡状態をどのように維持するのか？
- 形態を変えることで運動に適応することはできるか？

　これらの疑問に答える最初のステップとして，組織張力をもう一度見るべきである．組織張力は手術中，日常的に観察できる．外科医が切開するしすぐに，皮膚の端は自発的に2〜3mm離れる．腱膜の切開は弾力的なヒモを切るのに似ている．断裂した腱の2つの端を縫い合わせて腱を治療する場合，外科医は損傷した筋の収縮する線維の抵抗に勝って，2つの端をつなげるのにかなりの力で牽引する必要がある．

既存の内因性張力
　これらの観察は，身体内部にある組織張力の永続的な状態の存在を確認する（図5.6，映像5.1）．既存の内因性圧力がある．多原線維ネットワークの線維と原線維は事前に張力が加わっている．これらは身体全体で連続する張力ネットワークを形成する．本章後半でテンセグリティーとバイオテンセグリティーの概念を考察するとき，この重要性は明らかになる．

　キーポイント

組織構造の構成要素は，既存の内因性緊張の永続的な状態にある．

図5.6
内因性組織間緊張．身体の内部は組織張力の永続的な状態にある．これは事前に張力が多原線維ネットワークの線維と原線維に加わっていることを意味する．身体の4つの異なる部位の例を示す．

A 外科医が切開するとすぐに，皮膚の端は自発的に2〜3mm離れる（5倍）．

B 腱膜の切開は，弾力的なヒモを切るのに似ている（5倍）．

C 腱の断面を切断すると，端が激しく離れる（5倍）．

D 外科医が皮下組織の真下の皮下領域を露出させて数分経つと，膨張する壁となった小さい泡が，表面に現れる．これらはシャボン玉に似ている（5倍）．

映像5.1

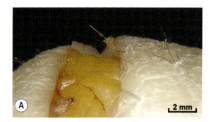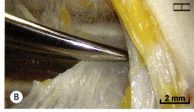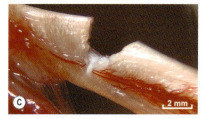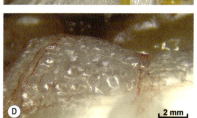

　第2章で説明したように，外科医が皮下組織のすぐ下にある皮下領域を露出させ，織り込まれた線維性組織のネットワークを明らかにすると，この組織表面に小さい泡が現れる．この泡は壁が膨張し爆発しかけているシャボン玉に似ているが，重力がかかっていても潰れない．鉗子でこの組織を牽引すると，これらの小さい泡は爆発するようだ．これは，気圧と異なる内圧下にある微小立体の存在の証拠となる．

　循環系が及ぼす圧力も，生きた身体内部の組織間緊張に影響する．ヒトの組織は張力下にあるが，この張力は電位を含む多くの物理的力から生じている．身体内部の電気的活性の存在は，心電図，筋電図，脳波などの単純な診断法によって確認できる．この電圧は形態を維持する役割を果たすのに不可欠である．というのも，神経の断絶は筋組織を崩壊させ，神経が支配する部位の皮膚の萎縮につながるためである．

　複数の形態と立体で構成される，織り交ざった原線維による不規則な多原線維ネットワークは織物のように裂けてしまう．しかし，非常に繊細に見えるこの構造組織は，相当な組織張力の領域においてさえ，実際その完全性を完璧に維持できている．

重力などの外部の力とすでに見た内部の力に同時に対処しながら，組織が形態を維持できるメカニズムは何だろうか？

　静止状態では，組織に作用している異なる力の平衡状態があるに違いない．異なる力と圧力の関係に関する概念は新しくない．我々は呼吸，心臓，動脈，頭蓋内の圧力をよく測定する．これらは液体や空気で満たされた空洞内の圧力である．しかし，同種の物質内でも圧力が異なるという証拠がある．

我々の身体は張力下にあり，重力に抵抗して，形態を保つための十分な力を獲得している．どのように，体内張力はこれを行っているのだろうか？

　従来の生体力学的理論は，これらの疑問への満足な答えを出せていない．したがって，我々は一般的常識を越えて，新しい説明を探さなければならない．従来の思考プロセスの範囲を抜け出し，異なる科学的思考法を追求するのだ．しかし，どんな新しい理論でも内視鏡の観察と矛盾せず，個々の仕様に厳密に従わなければならない．個々の仕様は，内因性組織張力，組織構造，体積，動的な適応性，伝達できるエネルギー，および重力に対する抵抗などである．

　観察と古典的ニュートン物理学の基本法則により，2つの方法で重力に抵抗できることを教えられる．

1. 事前に加わった微小空胞への張力は，重力に対して構造の反応を引き起こす．
2. 線維の生体力学的特性と原線維ネットワークの組織能力は，力の分散を促進する．

静止時や運動中の平衡の概念

静止時に形態はどのように維持されるか？
　微小空胞は，2つの方法のうちの1つで維持される．

1. 微小空胞は細胞で満たされる．サイズと数が多様な細胞クラスターを構成するが，微小空胞の立体は居住する細胞によって維持される．
2. 微小空胞は，滑走システムのようにコラーゲンとグリコサミノグリカンで満たされている．微小空胞がその立体を維持する能力に関する説明を調べるのは興味深い．微小空胞が微小な立体であっても，このシステムは累積することで形態を生じさせる性質を持っているからである．

　微小空胞は分離して存在できない．微小空胞の存在は，他の微小空胞との関連で決まる．水分子の間の強い結合により，微小空胞は自然に球状となる傾向が考えられる．しかし，球状にならないのは，他の多くの要因が関わってその多面体の形態を決定するためである．

　まず，液体表面のエネルギーの局在的な上昇である表面張力は，同じ分子間の凝着力に依存し，問題となっている液体の分子間結合の強さと比例している．強い凝集性の結合が水分子の間に存在する．微小空胞内部と硬い原線維フレームの間には圧力差があるため，表面エネルギーとしても知られる表面張力は，内部圧力を生じさせている可能性がある．さらに，水は膜表面に付着して，毛管現象により運ばれているかもしれない．この毛管現象は表面張力が重要な因子である．毛管現象は，木の幹と枝内部の樹液を重力に反して，上方に運ぶことができる．浸透圧や固体表面に分子が

付着する吸着現象などの他の因子も確実に関わっている．可逆的で弱い結合は，ファン・デル・ワールス力で生じる．血管内圧と体温も何らかの形で細胞外環境に影響する可能性があるようだ．

　重力は，それぞれの内部圧力による相互作用のバランスをとるが，固定した境界の平衡状態にある空胞の内圧は外圧より大きい（図5.7）．この陽圧差はヤング・ラプラスの式で説明される[26]．陽圧になるのは，界面を作成して維持する結果として生じるエネルギー損失のためである．3つの主な要因（外部の張力，線維のふるまい，空胞内部の環境）はすべて圧勾配に関係がある．その結果，構造は張力下にとどまることで内圧を受け，立体は維持される．

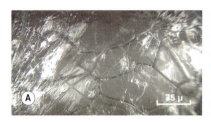
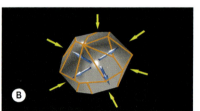

　この分野の専門知識が不足しているため，我々は不均質の環境と液体に関する力学の説明をこれ以上展開することはできない．

　非圧縮性の空胞内部の立体は局所的な圧縮力を受けると，すぐに線維を拡張させることで，周囲の微小空胞で全体的な張力・圧縮力の釣り合い効果を生み出す．張力・圧縮力が交互に末端へ減少しながら，繰り返されていくのだ（図5.8）．

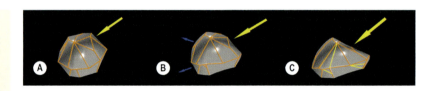

　これらの微小立体は浸透性で漏れやすく，安定した浸透状態は細胞外環境の排液（リンパ液のドレナージ）により確保される．しかし，これだけが唯一の作用メカニズムというわけではないだろう．すべての微小空胞の間は平衡状態となっており，互いに同じ相対的で動的な力関係を持っている．したがって，微小空胞の立体，圧，質，構造，重力に対する抵抗は，正常な生理学的条件下で維持できる．

キーポイント

この複雑な平衡状態は，密閉する膜がない状態で維持されていることを忘れてはならない．我々は，開放，かつ，分割された空間を扱っている．

運動中どのように形態は維持されるか？

正常で生理学的・自発的な運動を行う間，多微小空胞システムは，その役割を果たし続ける．平衡状態の維持は不可欠である（第6章では，組織が生理学的限界を超えて圧力を受けるとどうなるかを見ていく）．

運動は原線維のふるまいにより，もたらされる．個々の微小空胞は風船のように全体では非圧縮性であるため，外圧が微小空胞に加わると形態の変化を強いられる．したがって，隣接した微小空胞に圧力が及ぼされると，形態を変えなければならず，これが繰り返されていく．こうして，局所の圧縮は，システム全体を通じて広がっていく（図5.9，映像5.2）．同時に，原線維は圧力に対処する必要があり，課された力の方向に原線維を向ける．原線維の拡張は微小空胞を伸長させることができる．原線維の互いを滑走させる能力は，課された圧力に適応するために再配置できる．課された圧力は末端に広がるにつれ，次第に弱まり，三次元すべてで吸収される．このシステムは緩衝装置としても機能する．

図5.9
平衡状態のモデルを生きた組織に適用する．運動は線維によって実行される．微小空胞は変形するが，この立体は非圧縮性である．その結果，生じる変形は隣接した微小空胞に影響を及ぼし，圧力の局所的上昇を受ける．この圧力上昇は，隣接した微小空胞へと伝達され，これが繰り返されていく（130倍）．

映像5.2

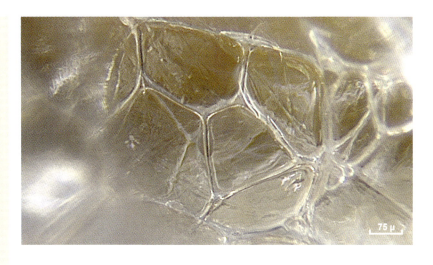

こうして，原線維は下記の3つの動力学的特性を一緒に作用させることで，運動中の内部平衡状態を維持する．

1. 原線維は，牽引に対処するために伸長する．
2. 原線維は互いに関連して独立して動き，システム全体を通じて局所の圧力上昇を拡散していく．
3. 原線維は分裂して，多微小空胞システムに作用する力を吸収する新しい立体をつくることができる．

キーポイント

このコラーゲン原線維ネットワークは絶え間なく再配置を行い，分岐点の置き換えをもたらし，ネットワークに課される力学的な要求に対処できる．同時に末端へ力を徐々に吸収するようにしている（図5.10）．

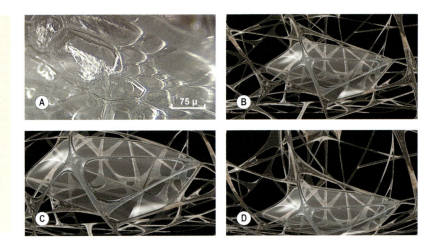

図5.10
A, B　このコラーゲン原線維ネットワークは絶え間なく再配置を行い，分岐点の置き換えをもたらしネットワークに課される力学的な要求に対処することを可能にする．同時にネットワーク末端に向かって徐々に力を吸収させている．
C, D　拡張(C)する場合や圧縮(D)されている場合でさえ，力は伝達される．立体は相対的に保存されることで，全体の形態を維持する．

　事前に加わった原線維ネットワークへの圧力は，システムにある程度の弾性を与え，外因性圧力が除かれると元の配置に戻ることができる．組織記憶は，グリコサミノグリカン組成，空胞内部の液体の親水性，線維の質，コラーゲンの型と密度といった他の因子に影響される．

　図5.11のワーキング・モデルは観察に忠実になるようにしたが，もちろん不完全である．これは，生体内の生きた組織の基本的な物理的特徴を説明する試みである．それにもかかわらず，このモデルは生きた形態を構築する方法の説明を提供する．

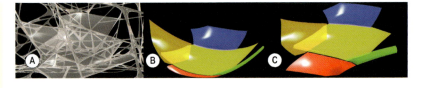

図5.11
このワーキング・モデルは生きた形態を構築する方法を説明する．この構造は水に満たされた複数の微小立体で構成されている．立体は変化するが，局所の形態は変わっても安定し続けているようだ．
A　安静時
B　圧縮
C　膨張

　これは多くの場合，忘れられがちな疑問を投げかける．機械的な平衡状態にあると考えられる，この生物体は，重力に抵抗しながら（増大する間は打ち勝ちさえする），どのようにその形態を維持しているのか？

形態はどのように重力に抵抗できるのか：テンセグリティー

　テンセグリティーは，アメリカ人建築家でシステム理論家Buckminster Fuller（1895〜1983年）が発展させた概念である．Fullerは張力の要素を建築に導入した．当時，人工建築物は必ず固体構造で，かかる重力と圧縮力を利用するものであったため，テンセグリティーは非常に革命的であった．

関連と示唆

　テンセグリティーは，重力と我々の関係を理解するのに非常に役立つ．Buckminster Fuller[27]は，最少のエネルギーで目的を果たすエネルギー効率

の良い構造をつくろうとした．四面体はこれらの要求を満たすということを発見した．すでに述べたように，四面体（4つの三角形で構成される多面体）は体積比に対して高い表面積を持つ．四面体は最小の体積と大きな表面積を併せ持つ．この構造の長所は，多くの空間を必要とせずに，形態を他の形態に変えることができるところである．これは運動中に真の安定性を与える．

テンセグリティー構造は従来考えられた構造とは異なる．テンセグリティー構造は全体的な張力を局所の圧力と関連させて，既存の張力を持つ永続的な状態に置くことで，完全性を維持する（図5.12）．Buckminster Fullerはこのアプローチを用いた建造物を設計した最初の建築家であった．

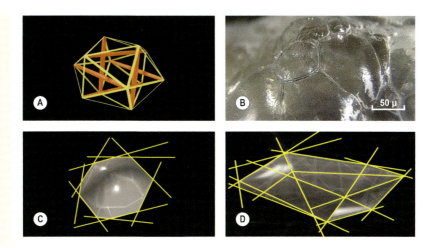

図5.12
テンセグリティー構造は全体的な張力を局所の圧力と組み合わせており，永続的な既存の張力下に置かれている．
A　圧縮支柱（オレンジ色）は事前に張力を加えられたヒモ（黄色）の張力がかかったネットワークで浮かんでいる．
B　多面体の微小空胞は，張力下で液体を囲んでいる線維を絡み合わせることで示される（200倍）．
C　模式図：前後像
D　模式図：側面像

建築上の視点から言えば，テンセグリティー構造は，安定した支柱と相互接続したヒモの集まりである．外部の圧力を受けると再配置し，圧力が除かれると，最初の形態と平衡状態に戻る．構造を構成する連結要素の組織は，連続し張力がかかったネットワークへ圧力を拡散することで圧力を分散させて，吸収できる．

この概念は，相乗効果（synergy）と拮抗作用（または負の相乗効果）の原理に密接に関連し，生体力学のすべてで広がる特徴である．相乗効果はシステム内の複数の要素の相互作用であり，個々の効果の合計よりも大きな，もしくは異なる効果を生み出す．synergiaは「協力する」ことを意味するギリシア語である．Buckminster Fullerは相乗効果の意味を詳しく研究し，新しい用語のsynergeticsを提案した．synergeticsとは，組み合わさった作用は個々の要素の作用より好まれる動的システムのふるまいを指す[27]．

キーポイント

テンセグリティー構造は，局所の力学的な圧力に対して全体的に反応する．結果，重力からある程度独立できる（図5.13，映像5.3）．

映像5.3

図5.13

A　テンセグリティー・モデルを用いなければ，原線維構造は重力下で崩壊する．

B　テンセグリティー・モデルでは，構造は，末端まで全ネットワークに荷重を広げることで圧力を吸収して，分散させる．

C　この映像は，局所の力学的圧力に対する全体的な反応を示す．

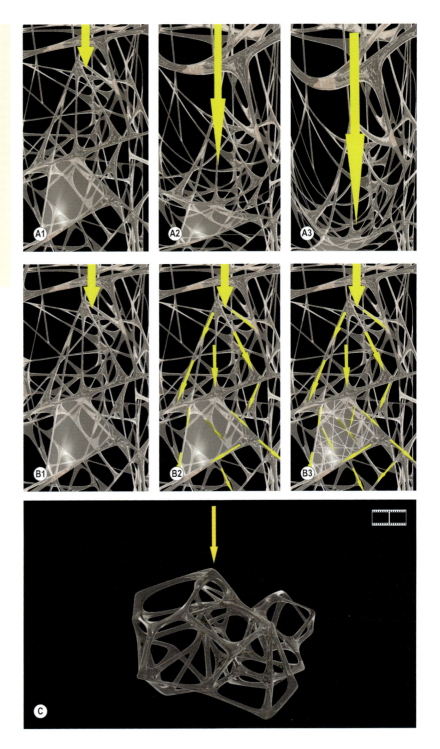

　　この現象は，生体力学で至る所にあり，自然世界ではテンセグリティーを示す多くの例がある．1つの例は椎間板である．微視的領域で，Donald Ingberはこの概念を細胞内の細胞骨格に適用した[28]．

　　正二十面体や正四面体と微小空胞を関連づけないのは難しい．原線維ネットワークで，ユークリッド幾何学の図形に似た形態を非常にまれながら

見ることはある．しかし，観察できて明白な微小空胞の存在とテンセグリティー理論には直接的な関係がある（図5.14）．内視鏡で観察したものに関して，テンセグリティー理論のように明白で合理的な説明ができる他の生体力学的理論を私は知らない．我々が見てきたように，原線維は互いに沿って滑走する．時に2本，3本，4本の副次的原線維に分裂して，新しく形成された空間に圧力をすぐに広げていく．これは重力の分配だけでなく，運動を周囲の構造にほとんど影響せずに末端で減少させる能力を簡潔に説明してくれる（図5.15，映像5.4）．

図5.14
微小空胞と原線維ネットワークのふるまいは，バイオテンセグリティー理論でうまく説明できる．観察できる微小空胞の存在とテンセグリティー理論には直接的な関係がある．これは軽視できない．
A　原線維の並列配置（200倍）．
B　対向した三角形（200倍）．
C　重なった三角形（200倍）．
D　三角形の継承（200倍）．

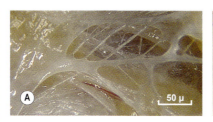
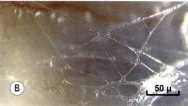
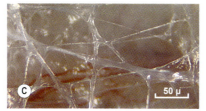
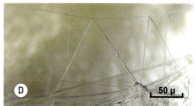

図5.15
原線維の三叉形成（3つの分枝に分裂）．このメカニズムは，原線維ネットワークで力を拡散・吸収する（200倍）．

映像5.4

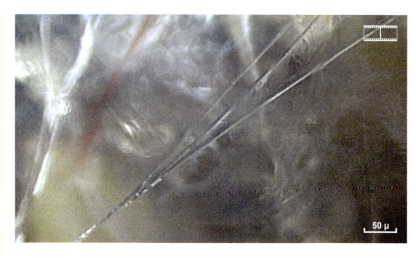

バイオテンセグリティー

バイオテンセグリティーは，Stephen M. Levinが考案した用語でテンセグリティーの原理を生物体に応用したものである．バイオテンセグリティーは張力の要素と構造間の平衡状態の概念を導入し，解剖学的構造の組織を理解するうえで大きな前進となる．バイオテンセグリティーは，分子から脊柱まで生物体のすべてのレベルに応用できる[29, 30]．

テンセグリティーが張力と圧縮力を受ける要素の概念を含むように，バ

イオテンセグリティーにおける生物体の構造モデルは，交差するヒモと支柱のネットワークが張力や圧縮力を受けるモデルである．

この構造は，構成要素間で完全に平衡状態にさせ，重力に抵抗する能力を確保する．このモデルが生物体に適用できる場合，個々の分子から全体の形態まで人体構造のすべてのレベルで関係することが可能になる．

バイオテンセグリティーのモデルは，プラトンの正二十面体に類似する幾何学的形態を伴う．しかし，この正二十面体は理想的な力の伝達物質であり，身体で明確に視覚化される実際の物理的構造ではない．棒とヒモのモデルは，常に変化している環境内の動的な力の表現である．これらの力は，非細胞，細胞，局所，および生物レベルで同時に存在するため，マクロスケール，ニュートン力学的スケール，および量子原理が働くスケールで及んでいる可能性がある．

しかしながら，この理論モデルは，ヒトの構造に対する重力の影響を明確に表現する試みとしてユニークだが，生物体に完全には適用できない．生物は，多くの法則，形態，他のさまざまな特徴を負わされている．これらは生体内で容易に観察できる．これらに，単一でもあり，複雑でもあるという別の特徴を加えることができる．

- 人体構造を構成する生物体は，細胞と線維で構成され，三次元微小立体を形成する．これらの基本的な構造単位は不規則な多面体であり，全体で連続して，張力下にある．この分布と配置は明らかな秩序を示さず，ユークリッド幾何学や線形数学に従わない．代わりに，非線形でカオス的だが，「効率的」な組織があるようだ．効率はすべての複雑系にある特徴である．
- 生物体には何もない空間は存在しない．線維の間にある微小立体は，細胞，細胞骨格，加圧された液体のいずれかで満たされる．この構成要素は親水性である．一定した立体が積み重なることで形態を成している．加圧された空胞内部の中身は，線維が連続し張力がかかったネットワーク内部で圧縮された局在化領域である．
- 原線維の可動性は，膨張して，分離することが可能である．「動的なフラクタル化」はこの分離を説明するのに私が用いる用語である．これは，課された圧力を生物体のすべてのレベルで吸収させるもので，重力や他の圧力に抵抗する能力を説明するものだ．

図5.16
微小空胞運動の特徴には
明らかなランダム性と予測
不可能性の要素がある.
A　伸長を誘導する力が原
線維ネットワークに入る.
B　圧力下にある原線維が
伸長する.
C　微小空胞は圧力と形態
変化に適応する.

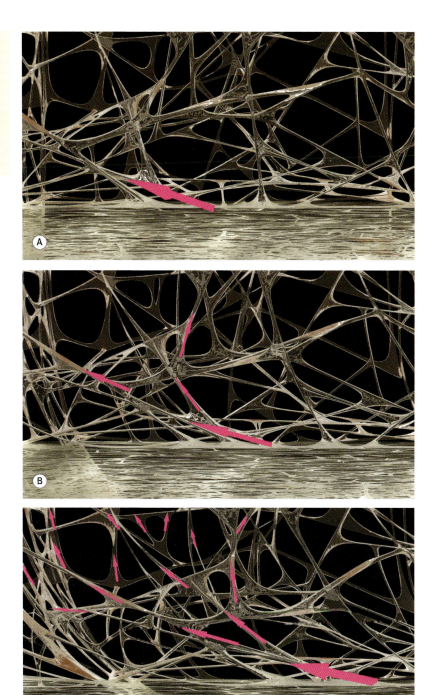

・動的なフラクタル化は非線形のふるまいを含み，予測不能かつ決定論的
でもある特徴を持つ．微小空胞の多面体のフレームは，決して安定せず，
どの瞬間でも変化する可能性がある．ランダム性と予測不可能性の要素
は微小空胞運動の特徴である（図5.16）.

微小空胞内部の立体の形は，安定することはなく，固有の形態変化の潜在性はかなり大きい．

- 私の観察では，身体における原線維構造に階層構造は見られない．原線維構造は張力がかかったヒモと硬い支柱のように階層化されているわけではないのだ．バイオテンセグリティーのモデルにおいて，運動はヒモと支柱の間にある交差点で生じる．しかし，筆者の観察は，伸びたり，短くなったり，互いに沿って動いたり，分裂したりと，原線維が多くの異なる方法で動くことができることを示す（図5.17）．

図5.17
図5.16の続きである．拡張，分裂，滑走能力を示す．
A 圧力は段階的に広がり，
B 分散し……，
C そして，原線維ネットワークによって吸収される．

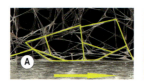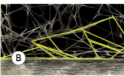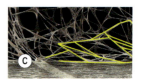

- さらに，バイオテンセグリティーは原線維の質の違いを考慮しない．原線維フレームワークはコラーゲンを追加して原線維を強化することで，張力増加に抵抗・適応できる．筆者は，原線維の抵抗が反復的圧力に反応して，上昇するのを観察している．これは原線維の「質」が変化できることを示唆する．原線維の量も力学的な要求に反応して増加する（図5.18，映像5.5）．

図5.18
原線維フレームワークは，繰り返す圧力に対処するために原線維を強化することで補強される．補強することで，鉄筋コンクリートにある棒状の鋼材のように，張力に抵抗し保持できる．この映像（2倍）は肉体労働者と若い被験者における輪筋状靭帯（屈筋支帯または横手根靭帯とも呼ばれる）の厚さの比較である．人の肉体活動により，靭帯は厚くなり補強される．
A より若い被験者
B 年配の労働者

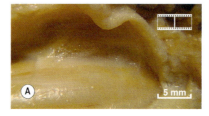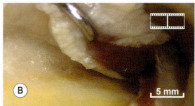

違いは水分の変化でも説明できる．水分は原線維の密度と浸透性のような要素により変動する．微小空胞内部の水分子の空間配置とプロテオグリカンの関係に関する生体内研究は，ほとんど行われていない．同様に，原線維の正確な性質に関する生体内研究も極めて少ない．多くの研究がこの分野で必要である．

結論として，身体は正二十面体で棒とヒモによる構造で構成されていると考えなければ，バイオテンセグリティーは，生きた構造を理解するための優れたワーキング・モデルである！ バイオテンセグリティーは，生体内で観察するものに照らして構築しなければならないモデルとして見ることができる．バイオテンセグリティーは，観察する現象の多く（特に重力に抵抗する能力）を説明する．しかし，生物体の構造と機能の完全な複雑性を説明するために発展させ，磨いていく必要がある．

映像5.5

DVD

さらに，我々はフラクタル化という新しい要素を考慮しなければならない（図5.19）．

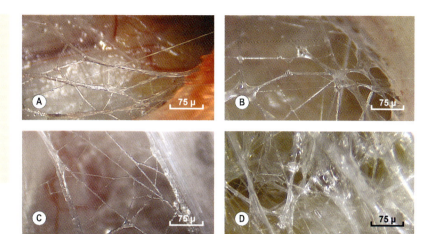

図5.19
A〜D　フラクタル化された原線維ネットワークの4つの異なる例．それぞれ異なる類似点がある．フラクタル化は，生きた生物の基本的特徴である．構造要素は発生当初からフラクタル化しているが，フラクタル化のプロセスは必要に応じた要求によって生じる（130倍）．

フラクタル構造とは何か？

構成要素のフラクタル化

　構成要素のフラクタル化は，組織化された構造が持つ要素のフラクタル化である．Benoit Mandelbrot（1924〜2010年）はポーランド生まれのフランス国籍とアメリカ国籍を持つ数学者で，ラテン語"fractus（壊れる，分裂する）"に由来する「フラクタル」という用語を最初に用いた．1967年に，彼はフラクタル構造の定義を提案した．「フラクタル構造は，小さいものから大きいものまで異なるスケールで規則的・不規則的に複製されるパターンである」[31, 32]．

　フラクタル構造は生きた生物で頻繁に遭遇する．フラクタル・パターンを拡大すると，元の形とよく似たものが見える．この特性は，自己相似性と呼ばれている．木とその葉を見るだけで，木の基本パターンは類似するが同一ではない方法で繰り返されていることがわかる．大きな枝，分枝，小枝とスケールを小さくしていくと，同じような，基本的で不規則なパターンに従う．これは個々の木に差異を生じさせている．葉を見ても，同じ現象を見ることができる．

キーポイント

フラクタル化は，別の特質を生物体のカオス的側面に加える．フラクタル構造は規則性がないが，この不規則性はランダムでもなく，恣意的でもない．不規則性の中に規則性がある．

　フラクタルの物体は「スケール不変性」を示す．フラクタル構造は近くても遠くても，同じものに見える．倍率が何倍でも，同じ構造の基本的パターンを示す．一部の研究者はフラクタル構造が自然の基礎をなす幾何学であるとした（図5.20）[33-35]．

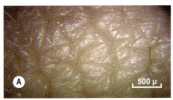 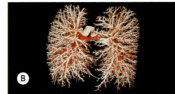 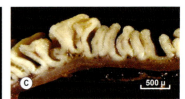
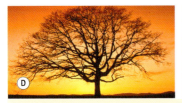 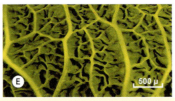

図5.20
多くの構造はフラクタルである．例えば以下の例がある．
A　皮膚　　B　気管支樹　　C　腸の絨毛
D　木　　E　葉

　　　なぜ，フラクタル化は生物体でとても重要なのか？　多くの生きた構造はフラクタルである．例として，大脳皮質，肺胞，腸絨毛，皮膚などがある．フラクタルの特質は，これらの構造表面を増加させ，2つの異なる環境を分離し，交換するための大きな表面積を提供する（図5.21）．気管支が小さく連続して分裂する肺のフラクタル構造は，肺胞の表面積を増加させる利点があり，血液と空気の効率的なガス交換を容易にする．肺を広げることができるなら，その表面積はテニスコートと同じくらいだろう．フラクタル化は，身体内部でこの表面積を数cm³に圧縮できる．言い換えれば，フラクタル化は，フラクタル構造の表面積だけではなく，それに含まれる容積も増加させる．このふるまいは代謝的な効率を上昇させて，空間の利用を最大化するため，自然に備わっているものである．

図5.21
フラクタル化は解剖学的構造の表面を増加させ，2つの異なる環境を分離し，交換するための大きな表面積を提供する．
A　規則的なフラクタル化．
B　フラクタル化は不規則になりうる．必ずしも対称的とは限らない．
C　直線から成る面のフラクタル構造．

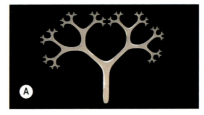 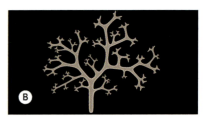
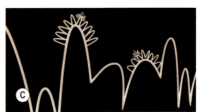

動的なフラクタル化

　動的なフラクタル化は，構成する原線維がフラクタル分裂を繰り返して三次元の力学的圧力に反応・適応する能力である．これはコラーゲン分子の断裂を防ぎ，微小空胞の完全性を保つ（図5.22，映像5.6）．皮膚と原線維ネットワークは良い例である．

図5.22
これらの構造は自然淘汰で保持されている．というのも，代謝効率を上昇させ，空間の利用を最大化するためである．コラーゲン原線維は特定の内因性特性を持っており，三次元の動的な力学的圧力に反応し適応できる（200倍）．

映像5.6

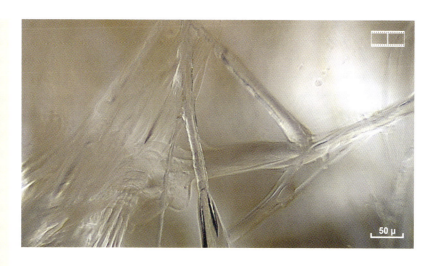

50 μ

　しかしながら，瞬間的な適応能力だけが，動的なフラクタル化の利点ではない．何よりもまず，形態のゆっくりとした成長と発達に対する力学的な影響がある（図5.23，映像5.7）．フラクタル化は自己組織化と成長を可能にする．フラクタル化は，外部への方向性を持たない既存の構成要素でできた無秩序なシステムが，構成要素自体の特異的，局所的な相互作用の結果として，組織化された構造やパターンを形成するプロセスである．十分なエネルギーが利用できるとき，フラクタル化は安定した形態から別の形態に移行できる．

図5.23
立体の成長と増加は，原線維ネットワークを構成するコラーゲン原線維の連続性が断裂・減少することなく行われる．

映像5.7

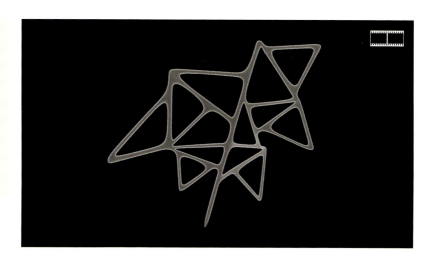

　原線維フレームワークのゆっくりとした動的なフラクタル化は，脂肪細胞の例のように，細胞増殖と特異的な立体形成という理想的な環境を与える（図5.24，映像5.8）．脂肪細胞はエネルギーを貯蔵する．我々の観察では，貯蔵脂肪はほぼどこでも見つかるものの，皮下滑走システムの柔軟で，拡張できる領域で最も頻繁に見つかる．

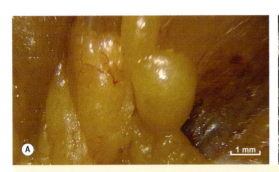
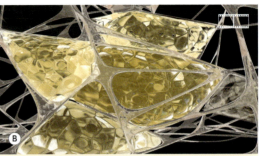

図5.24
A　ゆっくりとした，動的なフラクタル化のプロセスは，脂肪小葉を形成する脂肪細胞の例のように，細胞増殖と特異的な立体形成の理想的な環境を与える（10倍）．
B　脂肪細胞による微小空胞空間のコロニー形成．

映像5.8
DVD

　動的なフラクタル化の現象とともに，基本的な多面体の形態を複製する原線維の能力は，人体で観察するすべての可能な形態はどのようにつくられるかに関しての理解を深めることができる．すでに指摘したように，これらはすべて単純な形態である．

> **キーポイント**
> さらに言えば，外因性・内因性の機械的制約に対処し，課された力の方向に調整する原線維の能力は，すべての臓器の基本的な構造フレームワークがこのように組織化されていることを示唆する．

　複雑で，カオス的，不規則といった，いかなる形態も，原線維ネットワークのこの力学的なふるまいで生じる可能性がある．しかし，人体において，自然は驚くほど単純で比較的規則的な形態を用いる．円筒状や円形の構造の例には血管，気管支樹，腸，および排泄管がある（図5.25，映像5.9）．腱は長軸構造の例である．筋間中隔と一部の関節靭帯も長軸であるが，それらの線維は異なって配置される（図5.26，映像5.10）．

図5.25
動的機能を目的にした構造
では，すべての形態をつく
ることができるが，最も単
純なものが選択される．単
純な丸い形態を調べてみよ
う．
A　一定した力で引き裂か
れると，円形の形になる
（100倍）．
B　円形を生み出す原線維
フレームワークの能力を示
すアニメーション．
C　血管，神経，導管とい
った丸い構造もある（10倍）．

映像5.9

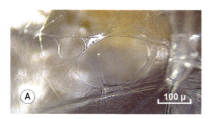
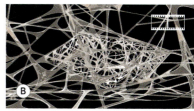
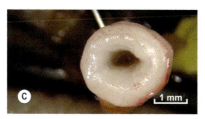

図5.26
長軸形態と目的指向の構
造．
A　腱（20倍）．
B　筋間中隔と多くの関節
靭帯．線維が異なって配置
されている（20倍）．
C　動的機能を目的とした
構造のアニメーション．

映像5.10

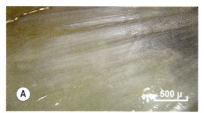
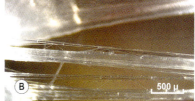
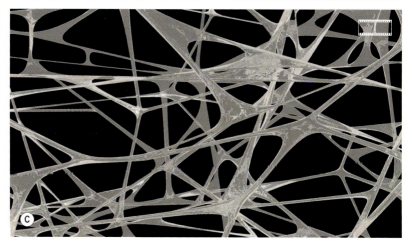

　我々は動的なフラクタル化を用いた新しい観点から形態発生，器官発生，
系統発生を考えることができる．

赤い糸をたどる

　これまでの解説により，我々は「赤い糸となる疑問」4と5に答えることができる．

赤い糸となる疑問

4. 緊張下にある，これらの線維はどのように，立体を保護し，身体の形態を維持しているか？

5. 非常に多様な形態を持ち，フラクタルとカオスのパターンを組み合わせた一見無秩序な原線維システムは，どのように統一性のとれた効率的な運動を生じさせ，組織の運動後にその静止位置に戻るようにしているか？

　これで，とても頻繁に尋ねられる，実用的な6番目の疑問「自然は，病変や創傷のように，通常の生理学的限度を上回る力を受けても多原線維ネットワークの調和を回復させることができるか？」に挑むことができる．

Stephen M. Levin（BS，MD）によるコメント

Guimberteau 医師の研究を私ほど崇拝している人間はいないだろう．同じ外科医として，私はこの研究で必要とされる技術力，そして既成概念から飛び出て，体験していることを理解する方法を考える不屈の知的精神を理解できる．約40年前，テンセグリティーの原理を生物学的構造に適用する研究を始め，バイオテンセグリティーという用語を生み出したとき，私も同じ場所にいた．

私が定義する，バイオテンセグリティーにおいては，自己組織化され，階層的で，荷重を分布させ，エネルギー消費が低い構造では，正二十面体型テンセグリティーがウイルスから脊椎動物とその細胞，システムとサブシステムまでの生物有機体をモデル化するのに用いられる．生物学的構造では，Snelson と Fuller の閉鎖系の概念を含む定義だけがうまく説明できることがわかった．

バイオテンセグリティーにおいて，正二十面体型テンセグリティーはウイルスから脊椎動物，それらの細胞，システムとサブシステムまで生物有機体の構造と力学をモデル化するのに用いられる[1,2]．Guimberteau 医師は，生きた組織で観察した一見ランダムな構造の説明を求め，私に写真を送ってきた．以来，私は彼の本当に素晴らしい研究に敬服してきた．Guimberteau 医師は結合組織レベルで構造パターンを認めた．これは，私が最初に脊柱と筋骨格レベルで認めたパターンである．私は彼に「もちろん，（あなたの写真の結合組織に）見えるのはテンセグリティーそのものだ」と返事をした（個人コミュニケーション，2002）．

バイオテンセグリティーの正二十面体型テンセグリティーは力線図であり，身体で見られる実際の物理的構造ではない．正二十面体型テンセグリティーは，細胞内部，細胞間，臓器間，部位間の構造と力学的な関係，究極的には，生物の構造的・力学的完全性，そして，外部の力にどのように反応するかに関して明らかにする．正二十面体型バイオテンセグリティーは，短時間で，常に変化している環境で，あらゆる組織レベルで同時に存在する力を表現する．この力は組織のそれぞれのスケールを超える場合もある．Guimberteau 医師の観察と一致するように，この正二十面体は，常に流動しており，ある瞬間あてはまっても，次の瞬間は存在しない．

これは，フラクタルの特質とカオス理論のまさしく核心となる．フラクタルの表現を見ると，たいてい隠れた根本的な構造がある．非線形力学系の方程式はマルチスケールのパターンを生み出す．このパターンは非常に組織化され，無限に繰り返し，カオス的に見える場合がある．カオス理論において，これらの方程式は「ストレンジアトラクター」（不思議な引きつけるもの）と呼ばれる．フラクタルが表現モデルを超えた存在になるには，構造的安定性が必要である．バイオテンセグリティー理論において，ストレンジアトラクターは正二十面体型テンセグリティーである．正二十面体型テンセグリティーは，あなたの帽子を掛けることができる実体的な物理構造を生み出す．

細胞骨格は，細胞に対する圧力に従って再編成する．私はすべての筋骨格系は，さまざまな歪みを生じさせるのと同じことをしていると確信している．Guimberteau 医師は，異なる時間スケールであるものの，結合組織が同様に再編成していることを見事に実証した（細胞はミリ秒，骨は数週間で再編成を行う）．原線維ネットワークとその内部の細胞は合体し，張力は持続させ圧縮力は持続させない連続構造を形成する．これは下記のテンセグリティーの定義と一致する．「テンセグリティ は，引張材のネットワーク内で3つ以上の細長い圧縮支柱で構成される閉ざされた構造システムで組み合った部品が相互に支えている．支柱は互いに触れないように，張力ネットワークの節点に対し外向きに押すことで，安定した三角形の形をした，プレストレスの張力と圧縮力の構成単位を形成する[3]」．

複数の正二十面体で構成されたテンセグリティーはフラクタルの特質を持ち，1つの正二十面体はいくつかのサブ単位の一部にまたがっているかもしれない（そして行ったり来たりしているかもしれない）（Guimberteau との個人コミュニケーション，2002）．滑走メカニズムが拡

張し，収縮し，方向転換し，ならびに，伸長し，分裂し，融合し，そして動くことさえできる能力を持った正二十面体型テンセグリティーのモデルを我々は持っている．Guimberteau医師が我々に見せているものは，私見では，自己相似性と階層的フラクタル・パターンである（Guimberteauとの個人コミュニケーション，2002）．身体の組織構造には，最少のエネルギー，自己組織化，生体物質と気泡構造の材料である柔らかく凝集した物質に関する物理法則が伴う．Guimberteau医師が示す変化構造は気泡パターンと密接に関連し，この物理法則はテンセグリティーを生じさせる．偏っているように見えるものは構造が粗く大きくなった「粗大化」にすぎない．ビールの気泡の泡は粗大化するが，構造の次のレベルであるメタシステム（システム科学の用語）で見ると三角形の支えがあるようなものだ（Guimberteauとの個人コミュニケーション，2006）．顔を見上げて自分にビールをかけて，何が起きるか見てみよう．Guimberteau医師が皮下組織で発見したパターンと滑走メカニズムがいかにこのビールの泡と類似しているかに注意してほしい．

Guimberteau医師と私が経験したものとして，切断組織からしみ出す「液体」は水で湿っているのではない．

この液体はゲルまたはエマルジョンであり，液体状態にあるが原線維ネットワークの中で一体となっている．エマルジョンは水とは非常に異なる力学的なふるまいを持ち，神聖な一連の法則を厳守する．この一連の法則は運動，重力，空間充填幾何学に関する物理法則と同じくらい神

聖なものだ．「ランダム」や「不規則」に見えるものは知覚の矛盾なのかもしれない．雲は不規則でランダムに思えるが，この構造は物理学で厳格に制御されている．「同じ雪の結晶はない」と「雪の結晶はすべて六角形である」は明らかに矛盾しており，すべての鍵は知覚にあることを示している．もう一つの観点から見るとき，我々が認める不規則性は精巧に秩序だっているのかもしれない．

Guimberteau医師が，常に変化している微小空胞と原線維で説明していることは，バイオテンセグリティー・モデルと完全に一致し，組織のあらゆるレベル，あらゆるスケールで，そして各スケールを横断して生じるものだ．我々は通常，一度に1つのスケールだけしか視覚化できないため，どのスケールでも，真の構造組織を確認するのは難しく，不可能でさえある．

形成外科医として，Guimberteau医師は，弾力的な軟部組織に自然に集中していった．整形外科医として，私は，骨に抵抗する圧力に集中するよう教えられた．私は張力が圧縮力を生じさせ，その逆もあると認識するようになった．張力と圧縮力は相互に依存，共存しなければならない．張力の構成要素を扱うとき，同時に圧縮力の構成要素にもマクロスケールとマイクロスケールの両方で関わっていることを認識しなければならない．我々は常に両方を認識しなければならないのだ．今でも，私がGuimberteau医師の素晴らしい内視鏡イメージに見るのはテンセグリティーそのものである．Guimberteau医師は理論モデルに生命を吹き込んだのだ．

参考文献

1) Levin SM. The icosahedron as a biologic support system. In: Proceedings of the 34th Annual Conference on Engineering in Medicine and Biology, Volume 23; 1981 Sep 21–23; Huston, TX. Bethesda: Alliance for Engineering in Medicine and Biology; 1981.
2) Levin SM. The icosahedron as the three-dimensional finite element in biomechanical support. In: Dillon JA, editor. Proceedings of the International Conference on Mental Images, Values, and Reality; 1986; Philadelphia: PA. Salinas, CA: Intersystems Publications; 1986.
3) kennethsnelson.net [Internet]. Available from: http://www.kennethsnelson.net/faqs/faq.htm.

多原線維ネットワークの
適応と変性

6

多原線維ネットワークの適応と変性

要約

平衡状態を永続的に追求する，この動的形態システムの調和したバランスは，最終的には崩壊する．この不規則で，多原線維でできたカオス的なフラクタル・システムは一生にわたって，多くの変化を受ける．事故で経験するような激しい外部からの侵襲を受ける場合もある．反復的な負荷につながる酷使で衰える場合もある．または，筋肥大や過剰な脂肪組織で変性する場合もある．ネットワークの構成要素も最終的に容赦ない時間効果に苦しみ，回避不能な劣化につながる．これらの変性の性質に関しては多くの生化学データがあるが，あまりに多様すぎるため，生物体の観察に関係する本書でカバーするのは難しい．そして，いくつかの奇妙で予想外の解剖学的観察は，系統発生の観点から，動的な適応性の文脈で組織反応を検討させることになった．

瘢痕組織と癒着

下記の一般的な誤解を解いておこう．癒着は多くの場合，瘢痕組織とされる．しかし，実際の癒着は瘢痕の合併症である．瘢痕は皮膚の外科的切開といった創傷で生じる．癒着は，炎症性疾患や複合性局所疼痛症候群などの病態の存在下でも生じる．癒着は，例えばマニュアルセラピーのような変化にも反応しやすい．したがって，瘢痕の外観は，下にある組織破壊の程度を常に示すわけではないため，誤解を招きやすい．皮膚バリアの破綻に続いて，皮下世界を外部環境に厳しく曝露させると原線維の調和を転覆させてしまう．幸運にも，生理学的機序は外傷に対処するための用意をしており，創傷は迅速かつ効果的に密閉される．損傷が致命的でなければ，損傷組織は修復される．しかしながら，いつも元の状態に戻るとは限らず，瘢痕組織の質の変化が通常生じる（図6.1，映像6.1）．

図6.1
損傷後，原線維の調和は乱される．損傷組織は修復されるが，いつも元の状態へ完全に戻るわけではなく，瘢痕組織の質の変化はさまざまである．

映像6.1

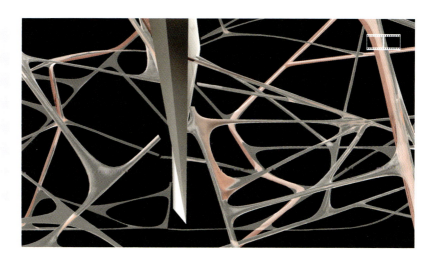

生物学的修復プロセスは生きていくための主なメカニズムの一つであり，十分な修復可能性が存在するとしても，いつも完全に成功するとは限らない．修復が失敗するのは，代謝的因子や力学的因子が原因となる．またはその組み合わせが原因となることもある．修復過程は，よく知られた化学反応に関わっている．しかしながら，原線維コラーゲン・ネットワークの動的形態組織は張力を生じさせ，損傷組織を修復する試みに影響する．

- 外傷後の数週間，数カ月で瘢痕の下に何が見つかるだろうか？
- 損傷前に存在した同じ原線維の調和はあるだろうか？
- 原線維ネットワークは動的平衡を回復させるか？　または，一時的な修復なのか？

　この破壊され，そして修復された世界を探索してみよう．2つの原理が組織の損傷を修復する身体の試みを制御している．

- 最初の外傷の大きさですべてが決まる．組織破壊が大きいほど，特に異なる種類の組織が関わる場合，修復はうまくいかなくなる．
- 瘢痕組織形成は選択的ではない．瘢痕組織は損傷した組織の領域で形成される．修復プロセスはあらゆる種類の損傷組織を取り囲んで組み込む．これは，真皮，筋，腱，そして骨を含んだすべての種類の組織にあてはまる．

　まず同じ修復プロセスがすべての組織の構成要素にあてはめられ，瘢痕組織が数週間未分化のまま残る．その後，時間とともに，特異的な運動や機能が回復する可能性がある．

> **キーポイント**
> 瘢痕組織形成は非特異的なプロセスであるため，自然は生物体を損傷前と同じように修復，再構築しない．そして多くの場合，失望する結果となる（図6.2）．

図6.2
自然は生物体を損傷前と完全に同じようには修復・再構築しない．結果は多くの場合，期待外れとなる．この写真は受傷後1年の瘢痕内部を示す（2倍）．

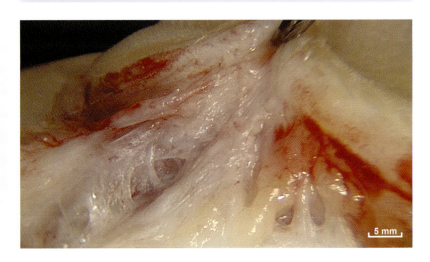

5 mm

　単純な術後瘢痕の症例を検討しよう（図6.3，映像6.2）．表皮の表面は多面体で再構成されており，表皮の通常の可動性とよく似た方法で動く．力線は，瘢痕全体に作用し，瘢痕を形づくる．圧力は表皮の表面の再構築に影響する．
　真皮の下に散発する長い癒着は柔軟で，可動性があり，少し伸縮できる

図6.3
単純な術後瘢痕
A　表皮表面は多面体で再構成され，表皮の通常の可動によく似た形で動く（5倍）．
B　長い癒着（瘢痕の副産物）は真皮の下で見られる．癒着は柔軟で，可動性があり，少し伸縮するが，瘢痕を覆っている領域全体の柔軟性にはあまり干渉しない（5倍）．

映像6.2

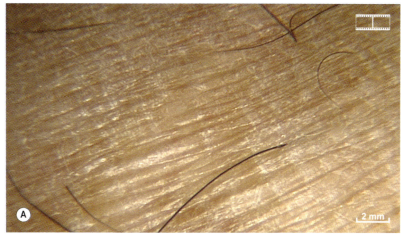

A

2 mm

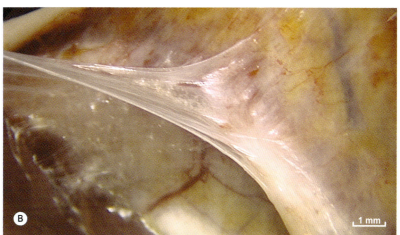

B

1 mm

ように見えるが，全般的な柔軟性にはあまり干渉しない．力は通常，この瘢痕組織でも作用できる．

　これは次に示す瘢痕にはあてはまらない（図6.4，映像6.3）．この瘢痕は皮膚表面にうまく溶け込んでいるようにも見える．また，表皮表面の多面体の形態は再構成されており，他の表皮の多面体に非常によく似ている．しかし，この瘢痕の下の領域は全く異なる．この瘢痕の牽引により，真皮とその下にある滑走面で癒着が認められる．この真皮は硬く，可動性に欠けていて，適切に機能する能力を明らかに失っている．樹枝状に配置されていた微小循環は，茂みのような形態の新血管の無秩序な集まりに置き換わる．真皮とその下にある滑走面の間の癒着では，線維は幅広く，しっかりとした束になっている．微小空胞や血管はほとんど残っていない．瘢痕の末端部では，通常の脂肪細胞，微小空胞，正しく血管が分布した組織がある．

図6.4
A この瘢痕は，皮膚表面にうまく溶け込んでいるように見える．表皮表面の多面体の形態は他の表皮とよく似た形で再構成されている．しかし，瘢痕の下の領域は，図6.3と映像6.2でわかるように全く異なる（2倍）．
B 瘢痕を牽引すると，真皮とその下の滑走面の間にある癒着が明らかにわかる．真皮は硬く，可動性に欠けていて，適切に機能する能力を失っていることが明らかである（5倍）．
C 線維は広く，きつい束になっている．この線維は元の組織の可動性が欠如している．真皮の微小循環は崩壊しており，真皮と下にある滑走面の間には癒着が見られる（100倍）．

映像6.3

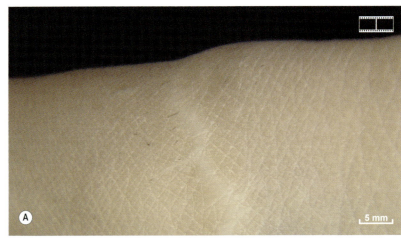

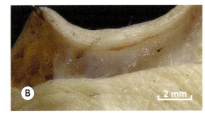
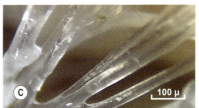

しかし，癒着はここで止まらない．癒着は腱が過去に切断された領域の深部にまで広がる（図6.5A）．これは原線維の大災害としか言いようがない．膨張した原線維は難破船の壊れたマストと索具のように織り交ざり，そしてI型コラーゲンで構成される厚くなったロープが至る所に散乱する．これらは不規則に配置され，内因的な可動性を失っている．この領域はハリケーンで荒廃した森林に似ている．元の原線維が持つカオスの根底にあった秩序は失われた．柔軟性と可動性は，硬い癒着に置き換わった．

図6.5
癒着は，原線維の動的調和が失われた多原線維ネットワーク領域である．
A 腱の癒着（5倍）．
B 骨接合プレートを覆う癒着（5倍）．

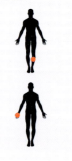

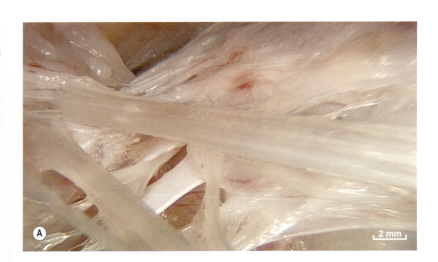

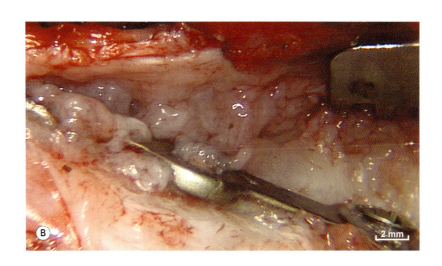

一部の瘢痕は成熟期に達することができない（図6.5B）. これはいつで
も瘢痕組織の炎症で生じる. 炎症は異物の存在, 神経の切断, 機能的張力
に起因する可能性がある. 図6.6Aと映像6.4で示す瘢痕は良い例である. こ
の紫色の瘢痕は炎症を起こしており, かさぶたは治癒していない. 損傷の
3カ月後でもまだ痛みを伴う. この瘢痕を切開すると, 真皮血管のカオス
的外見を明らかにする. この組織は壊れやすく, 容易に剥ぎ取ることがで
きる. 治癒プロセスが完了していないのは明らかである. これは, Ⅲ型コ
ラーゲンが継続して存在していることに起因するかもしれない. 瘢痕の底
部では, 赤みがかった領域に沿って小さく束になった血管が並んでいる. こ
れは炎症の証拠である（図6.6B）. ここで炎症が持続していることは, 中
に小さい泡がついた奇妙で湿った癒着の存在で説明できる. この癒着は筋
の腱膜に付着し運動を制限し, 炎症プロセスを永続させる.

図6.6
A 損傷後3カ月の未発達
の瘢痕（2倍）.

映像6.4

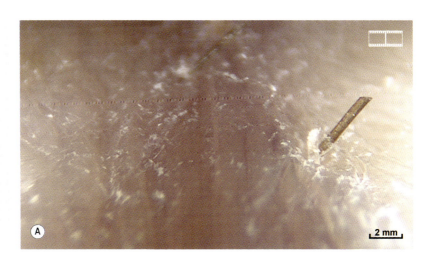

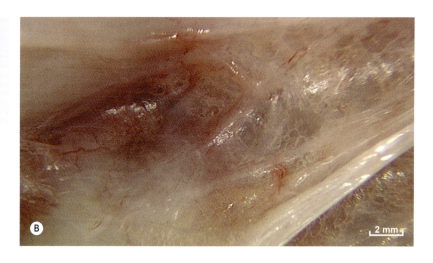

図6.6

B この瘢痕では，小さい血管の束を持つ赤みがかった領域が見える．これは炎症の証拠である．癒着は，瘢痕と下にある腱膜の間で形成される（5倍）．

次の症例（図6.7，映像6.5）のように，機能障害が明らかであることもある．この瘢痕は前腕前面を屈曲する各運動に陥入する．皮膚多面体の調和した配置は回復していない．我々は，この瘢痕の外科的探索を行っていると，厚くなり，肥大し，浮腫状で，新血管形成特有の小さい血管で覆われている組織を見つけた．これは炎症期が持続している証拠である．炎症している組織は壊れやすく，慎重に切開する必要がある．異なる組織の種類を区別することは難しく，さまざまな種類の違いははっきりしていない．外科医は癒着を徐々に分離し，腱を自由にすることでその可動性を回復させる．この機能改善で瘢痕の質は急速に最適化される．瘢痕組織の外科的探索を行っていて，癒着がこれほど硬く，抵抗性があることは意外であった．

図6.7
この瘢痕は，前腕前面の屈曲運動時に陥入する．皮膚における多面体の調和した配置は回復していない．組織は壊れやすく，慎重に切開する必要がある．異なる組織を区別するのは難しい．さまざまな種類の組織の違いは，はっきりしない（2倍）．

映像6.5

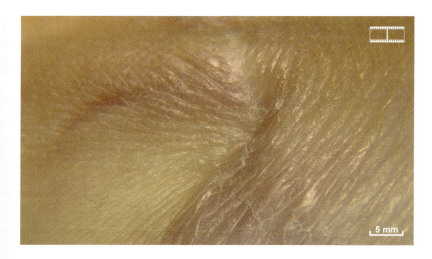

瘢痕は機能的効果を持たない．その唯一の目的は，損傷組織の隙間をふさぐことだけである．

　通常の原線維組織が機能的決定論を含んだカオス的システムとして説明できるのとは異なり，瘢痕は身体の機能不全と本物の構造的カオスの領域としてとどまり，機能的目的がない．瘢痕組織の形成は，原線維カオスに障害を持ち込む．癒着は，動的な原線維の調和が消滅する原因となる．

　この理由から，修復プロセスは確かに存在するが，これは非常に基本的で非特異的なプロセスである．構造が潰されたり，ひどく損傷を受けたりすると，損傷組織は元の構成を回復しない．瘢痕組織とそれに付随する癒着は，組織再建の試みを中止したものであり，元の組織を劣悪に模倣したものである（図6.8）．

図6.8

A　瘢痕組織（白くなっている組織）とそれに付随する癒着は，組織再建の試みを中止したものであり，元の組織を劣悪に模倣したものである（2倍）．
B　非特異性の瘢痕組織は損傷部にある（2倍）．

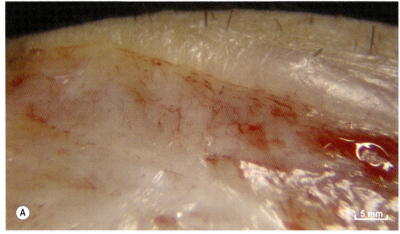

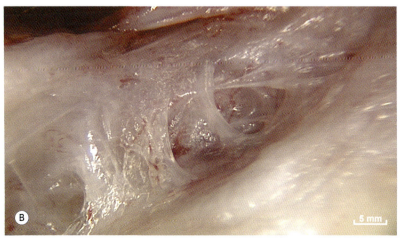

小児は損傷組織を再建する驚異的な能力を示すことがある．小児の組織は強力な治癒能力を備える．この強力な治癒能力は成人期に失われていき，高齢者ではほとんど存在しなくなる．なぜ，年を取るにつれ，組織がこれまでできていた仕事を正しく行えなくなるのだろうか？

将来，細胞選択性を回復させることが可能になり，損傷領域で非特異的な瘢痕組織を形成せずに，損傷組織が再建されるようになるかもしれない．本来あったコラーゲンの配置を再建する能力は，将来の世代にとって有望な研究目標である．

浮腫

浮腫は最も単純な病理状態である．外傷後浮腫や術後浮腫は微小空胞が急に拡大したもので，空胞の内圧が増加し，原線維構造が力学的に拡張して生じる．管外遊出も起こる（図6.9，映像6.6）．肥大し膨張した線維は広がることができず，伸長，張力を分布する役割を果たせず，滑走メカニズムを妨げる．しかし，原線維と空胞内部の液体に影響を及ぼす内因的変化は通常制限されており，最終的には正常な状態に戻る．

図6.9
外傷後浮腫や術後浮腫は微小空胞が突然拡大したものである．これらは原線維構造の力学的な拡張を伴う．空胞内部の圧力上昇加により引き起こされる．管外遊出も起こる（2倍）．

映像6.6

DVD

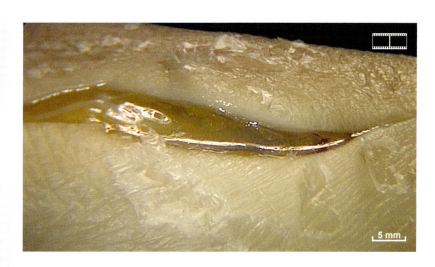

5 mm

場合によっては，浮腫の後に内因的変化が続く．これは，組織破壊や明らかな創傷が存在しなくても起こる場合がある．これらの変化は，瘢痕で見つかる変化と似ている．これは過剰な癒着が形成される予期しない現象を説明する．赤血球と血漿の管外遊出が制限され，原線維と空胞の内容が変化した結果だろう．これらの癒着は，回復を遅延させる可能性がある．組織回復の遅延は，糖尿病患者と喫煙者で認められる動脈炎のような循環器疾患でさらに遅れる場合がある．

斑状出血

　これは浮腫と同じ現象であるが，赤血球と血漿の間質領域への管外遊出も伴う（図6.10，映像6.7）．血管は表面にあり，損傷しやすいため，細胞外環境は通常，静脈を起源とする赤血球で満たされる．これらの血管壁は他の血管より薄く，壊れやすい．この管外遊出は通常，外傷により生じるが，拡張蛇行静脈といった内因的原因の場合もある．

図6.10
斑状出血は浮腫と同じ現象であるが，赤血球と血漿の間質領域への管外遊出も伴う（2倍）．

映像6.7

DVD

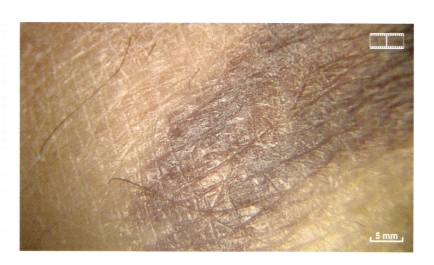

5 mm

　皮膚のすべての構造が影響を受ける．表皮は拡大され，「オレンジの皮」のような外見になる．線維と微小空胞は拡張する．空胞内部のゲルの化学組成は変化するかもしれないが，損傷や破壊は起こらないため，動的形態は回復する可能性がある．すべての組織構造が影響を受けるものの，転帰は通常好ましいもので，長期的な後遺症はほとんどない．その結果，組織での高血圧が生じ，皮膚の色の変化が時間とともに減少する．あざの特徴的な青紫色は緑色，それから黄色へと変化して完全に消滅する．

血腫

　これに斑状出血の管外遊出の段階が続く．血漿の圧力上昇，液量上昇，赤血球の存在は，原線維を押し開いて，裂いて，空洞をつくることで局所の原線維フレームワークを妨げるか破壊する．展開の限られた領域が存在しており，液体は重力下でこの領域に集まる．その結果，局所の張力がゆっくりと増加していく（図6.11，映像6.8）．残骸の分解と液体の再吸収がゆるやかに行われる．動的な能力は回復しない可能性がある．加えて，皮膚が影響を受け，薄くなる場合がある．血腫末端の脂肪組織は多くの場合，硬くなる．結果として，局所組織の柔軟性と適応性は減少するかもしれない．組織収縮の効果は皮膚で見られることもある．

図6.11
血腫の特徴として，血液が血管外の空間に存在している．血漿の圧力上昇，液量上昇，赤血球の存在は原線維を押し開き引き裂くことで，局所の原線維フレームワークを妨げ破壊する．それにより，空洞がつくられる．液体も重力下で，この領域に集まる（2倍）．

映像6.8

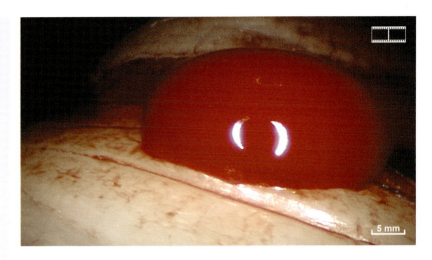

炎症

　炎症は破滅的で，どこでも起こりうるが，滑走システムは炎症プロセスに最も影響されやすい．透明，密度，色の変化は原線維システム内で容易に見られる．原線維は厚くなる．透明度は失われる．明るい色は色あせ，通常，少し茶色がかった色になる（図6.12）．炎症は，過剰な液体反応，線維と微小空胞の拡大，炎症に伴う赤みに関与する微小血管の拡張でも特徴づけられる（図6.13，映像6.9）．血管拡張と腫脹は，臨床的に目で見ることができる（図6.14）．

図6.12
A　炎症を起こした組織の原線維システムは透明性を失う（5倍）．
B　原線維自体はさらに厚く，不透明になる．色は変化し，通常茶色や灰色になる（5倍）．

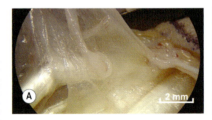
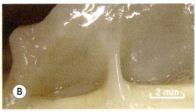

図6.13
炎症は，過剰な液体反応，線維と微小空胞の拡大，微小血管（血液とリンパ液）の増殖と拡大という特徴がある．

映像6.9

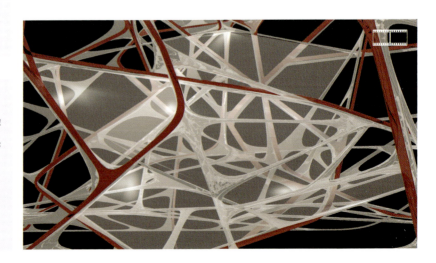

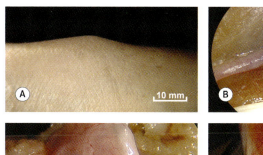
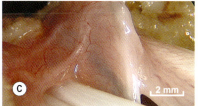
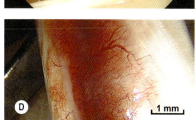

図6.14

A　この血管拡張と浮腫は，臨床的に可視できる腫脹を説明する．

B　微小血管が広がっているのも見ることができる．これは炎症を伴う赤みに関与する．（この写真で見られるように）炎症は限局性となる（5倍）．

C　炎症は広がる場合もある（5倍）．

D　腱組織で炎症が生じる場合もある（10倍）．

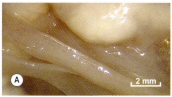
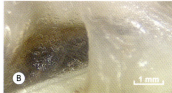
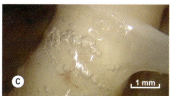

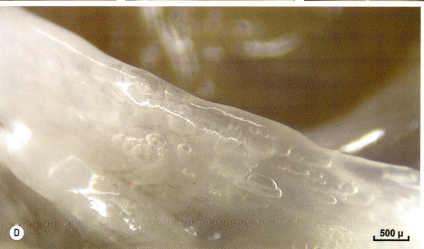

図6.15

A～D　微小空胞内部にある小さい組織内気泡．これらの泡は人為的なものではない．つまり，これらの泡は組織の内視鏡観察で持ち込んだものではないということだ．泡は炎症プロセスで生じる特徴であり，健常組織でこれほどの数は存在しない．組織がガス交換を行ううえで，困難に直面している証拠かもしれない（5倍，10倍，20倍）．

　　　内因的変化は原線維と空胞内部の液体に影響を及ぼす．元の状態に回復することが決まっているわけではない．原線維は膨らみ，長さが短くなり，収縮さえする．組織内の小さな泡は微小空胞内部で生じる．これらの泡は人工産物ではない（図6.15）．すなわち，これらの泡は内視鏡観察で持ち込まれたものではない．空胞内の泡は炎症プロセスの自然な特徴である．健

常な組織では，これほどの数は存在しない．これらの泡はガス交換を扱う組織が困難に直面していることを示す証拠かもしれない．

これらの泡の存在と細胞外環境の不透明度の増加は，空胞内部のゲルの質の変化を示す．原線維の肥厚と合わさって，ゲルの質の変化は組織を硬くし，可動性を喪失させ，原線維が互いに滑走する能力を妨げる．細胞性反応は実在するが，多くはないようだ．

局部性水腫の中心で過剰に多い血管分布を見ることがある．場合により，血管増殖はツタが老木で成長するかのように侵襲性となる（図6.16）．

図6.16
過剰血管化
A 局部性水腫の中心には，過剰に多い血管化が存在することがあり，お菓子のボンボンに似ている（20倍）．
B 場合により，血管増殖はツタが老木で成長するかのように侵襲性となる（20倍）．

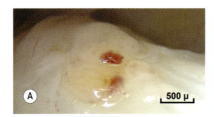
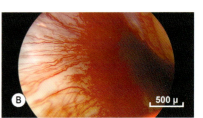

炎症と瘢痕組織の違いは，炎症では組織の構成要素が破壊されていないということだ．組織は原因を処理すれば回復する能力を保持している．しかし，炎症が軽視されたり，ひどく扱われたりすると，組織の破壊が最終的に起こる．このプロセスは常に次のように進行する．微小空胞が拡大し，原線維の欠乏が進行し，液体で満たされた拡大領域が複数生成される．原線維の欠乏が進行するのは，線維が破壊されたためである．これは，元の形態にシステマティックに戻ることなく形態が局所的に変化したまま続くことを説明する（図6.17）．この場合，このプロセスは回復不能で，機能障害が起こる．時に多原線維システムは局所的に消え，囊胞様の巨大空胞に置き換わることもある．しかし，巨大空胞は他の状況で起こることもありうる．

図6.17
炎症が無視されたり，ひどく扱われたりすると，組織破壊が生じる．このプロセスは常に同じように進行する．
A 微小空胞が拡大する，原線維の欠乏が広がる，液体で満たされ拡大領域が複数出現するといったプロセスである．同時に，線維の破壊が生じる．このプロセスは回復不能であり，機能障害を引き起こす（10倍）．
B 多原線維システムは消え，囊胞様の巨大空胞に置き換わることもある（20倍）．

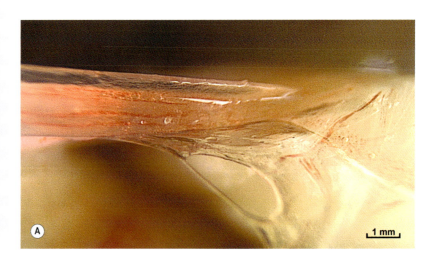

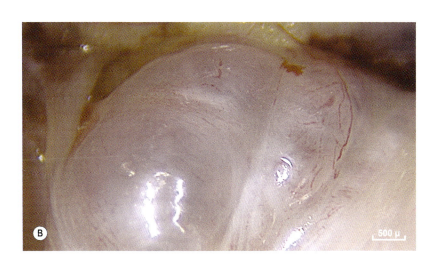

巨大空胞への変容

　これまで見たように，この巨大空胞の発達は炎症，腱炎，古い挫傷，特に肘頭部滑液包炎で存在する．肘頭部滑液包炎は尺骨の近位端で起こる病状で，皮膚と骨の間で異常な量の液体分泌を伴う．この分泌は，机やテーブルなどの硬い表面に反復して肘をつく活動に対する反応である．肘の先端の皮膚は比較的薄いため，この領域は傷つきやすい．肘頭突起への反復圧力は，解剖組織が互いに滑走する滑走システムを劣化させる．肘頭部滑液包炎は多くの場合，臨床徴候と症状がない状態で手術中に突然発見される（図6.18）.

図6.18
A　肘頭部滑液包炎は尺骨の近位端で起こる病状である．肘頭突起への反復的圧力は，解剖組織が互いに滑走する滑走システムを劣化させる．それから空洞が形成される．この空洞ではランダムに配置された横桁状の構造が見られることもある（5倍）.

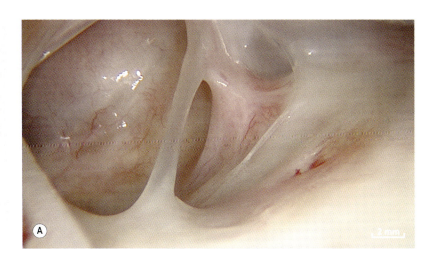

図6.18
B　（説明文はAと同じ）肘頭部滑液包炎は尺骨の近位端で起こる病状である．肘頭突起への反復的圧力は，解剖組織が互いに滑走する滑走システムを劣化させる．それから空洞が形成される．この空洞ではランダムに配置された横桁状の構造が見られることもある（5倍）．

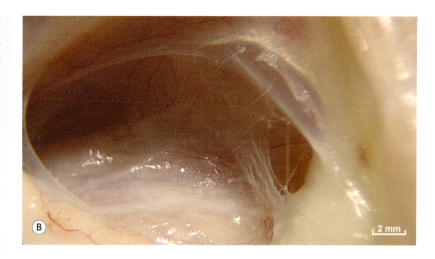

　反復的な伸長や圧力などのあらゆる外部の圧力は，原線維とその構造的配置を変え，巨大空胞を形成する．これは線維の段階的な破壊（切裂）を含み，最終的に破裂して，異なる生理学的特徴を持つ大きな空間や空洞を形成する（図6.19，映像6.10）．その結果，多原線維の微小空胞システムは巨大空胞に変わる．

図6.19
反復的なストレッチや圧迫といった外部の圧力は，原線維とその構造的配置を修正するかもしれない．外部の圧力は，線維の段階的破壊（切裂）に関わり，最終的に破裂して，異なる生理学的特徴を持つ，大きな空間や空洞が生じる．多原線維の微小空胞システムは巨大空胞に変わる（20倍）．

映像6.10

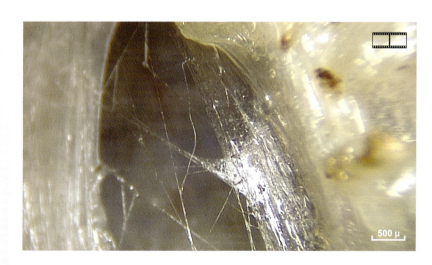

　巨大空胞への変容は，浮腫の段階から始まる．その特徴は微小空胞と微小線維の増大，および微小線維内の多数の泡の存在である．次第に，原線維は断裂し，非原線維空間が生じる．開いた空胞内部の空間から生じる液体は，この非原線維の空間に集まる．この非原線維空間で変化しない唯一の構造は一部の血管だけである．指の腱鞘と腱紐が，肘頭部滑液包炎の内部と形態学的に驚くほど類似していることは興味深い．

　肘頭部滑液包炎は多くの場合，臨床症状はないまま一生にわたって段階的に起きる機能的適応の例である．しかし，組織が力学的な圧力を反復して受けることで，生理・代謝作用は明らかに変化する（図6.20，映像6.11）．

図6.20
力学的圧力を反復して受ける領域は通常，浮腫（液体の再吸収障害により生じる），血管拡張，肥厚，細胞外浸出を伴って同じように反応する．原線維の断裂は，液体が集まる非原線維空間の形成につながる（5倍）．

映像6.11

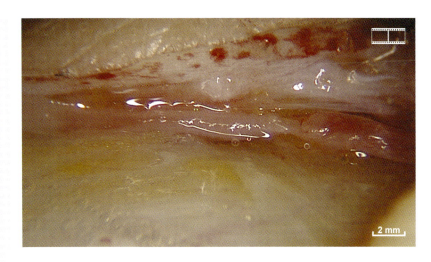

2 mm

- 一生の間に起こる、この巨大空胞の反応は、これまで異なる解剖学的説明がなされてきた事項を解き明かしてくれるかもしれない。例えば、手根管および指の腱鞘内部にある屈筋腱の滑走が持つ多様な性質を、巨大空砲の反応で説明することはできないだろうか？
- 原線維システムの変容と力学的な圧力には関係があるのだろうか？
- さらに大きく，ヒトの系統発生とのつながりを考えると，原線維システムの変容と力学的な圧力の関係は，握る能力の創発（発生）を説明するものだろうか？

　手関節を屈曲する間，手根管前面の壁を補強する滑車部は腱を安定させて，最小のエネルギー損失で筋収縮を腱に伝達させる．手根管内にある腱は縦横両方の力を同時に受ける．

これは肘で見られるものと似た巨大空胞反応を引き起こす．多原線維システムと巨大空胞システムの間には移行帯がはっきり見られ，手根管の指屈筋総腱鞘と呼ばれる（図6.21A，B）．

図6.21
A，B
指の腱鞘(A)（5倍）と肘頭部滑液包炎(B)（5倍）の内面は形態学的に驚くほど類似していることは興味深い．血液供給の構成さえも類似している．

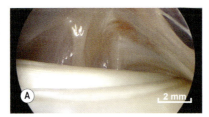
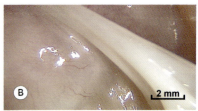

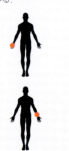

手指では，他の滑車部が現れると，これらの巨大空胞は腱のすべての外周を覆う（図6.22A〜D）．壁側心膜や壁側腹膜（腹部臓器を囲む臓側腹膜とは対照的に腹腔の内側を覆っている膜）といった壁部（体腔壁や膜）と関連して可動する領域はどこでも，かかる圧力は巨大空胞反応を生じる．この種の反応は胸膜と心膜でも見られる．

図6.22
手根管内にある腱は縦横両方の力を同時に受ける．これは肘で見られるものと似た巨大空胞反応を引き起こす．
Aの多原線維システム（2倍）と．
Bの巨大空胞反応の始まり（10倍）の間には移行領域がはっきり見られる．
Cの手根管（5倍）と．
Dの指の腱鞘（10倍）は過剰な力を受けると，同じようにふるまう．

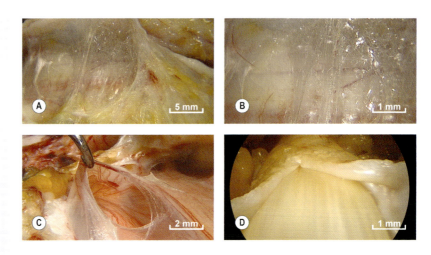

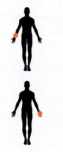

細胞の過剰蓄積

皮下組織において，微小空胞は通常，脂肪細胞で満たされている．しかし，脂肪の過剰蓄積の場合，脂肪細胞の数とサイズは大きくなり，微小空胞のサイズも対応して大きくなる．結果として，皮下組織はさらに厚く重くなり，皮膚は引き伸ばされる（図6.23，映像6.12）．

肥満は異なる2つの段階で起きる（図6.24）．

図6.23
皮下組織において，微小空胞は通常，脂肪細胞で満たされている．しかし，脂肪の過剰蓄積の場合，脂肪細胞の数とサイズは大きくなり，微小空胞のサイズも対応して大きくなる．結果として，皮下組織はさらに厚く重くなり，皮膚は引き伸ばされる（5倍）．

映像6.12

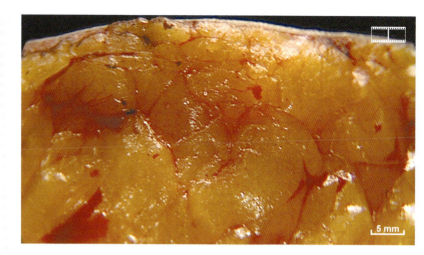

図6.24
肥満は異なる2つの段階で起きる．
A, B
早期に体重を減らせば，重力が原線維フレームワークにダメージをまだ与えていないため，元の形態へ戻ることが可能である．内部張力は重力に抵抗する．
C, D
肥満の第2段階は微小空胞の極度の拡大を特徴とする．体積と体重は着実に増加していく．原線維は膨張し，弾性を失うため，重力に抵抗できなくなったり，元の形態に戻れなくなったりする．形態は変わり，外形は崩壊する．

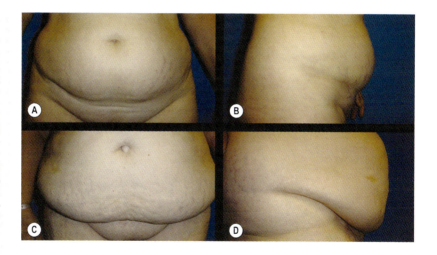

- 最初に，微小空胞は脂肪細胞によって拡大され，プロテオグリカンは脂肪細胞に入れ替わる．空胞内部の張力は増加し膨張するものの，原線維フレームワークはその固有特性を保持する．この段階での体重減少は，重力が原線維フレームワークにまだダメージを与えていないため，元の形態への復帰が可能である．内部の張力は重力に抵抗する．
- 肥満の第2段階は微小空胞の極度の拡大を特徴とする．体積と体重は着実に増加していく．原線維は膨張し，弾性を失うため，重力に抵抗できなくなったり，元の形態に戻れなくなったりする．形態は変わり，身体の輪郭は崩壊する．

体重減少

　体重減少は脂肪組織の体積と空胞の張力を減少させるが，原線維は永久的に変化したままである．成人の原線維は元の特性を取り戻すことができない（図6.25）．しかしながら，小児は成長プロセスが進行中であるため，原線維ネットワークの再構築能力はずっと高い．

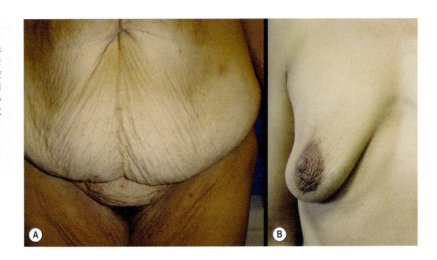

図6.25
体重減少は脂肪組織の体積と空胞の張力を減少させるが，原線維は永久的に変わったままである．高齢者は元の特性を回復できないため，下垂が生じる．老化に関連した下垂は，腹部，胸部，腕で生じる．
A　内臓下垂
B　乳房下垂

老化

　老化は内因性張力に対する重力の復讐とみなせる．皮膚のような組織がたるむのは，固有特性を失った線維の拡張で説明できる（図6.26A，映像6.13）．線維の体積，数，質は減少する．微小空胞は大きくなる．液体の再吸収は効率が悪くなる．内因性組織の事前の緊張は，成長期に重力に抵抗する．成人期にピークに達し，老年期にゆっくりと減少し始める．老化中，原線維は次第に張力への抵抗が小さくなり，元の形態に戻る動的能力を失う．原線維内部の張力は減少する．下垂は腹部，胸部，腕で起こる．重力にはもはや抵抗できなくなる．残った乳腺や脂肪組織の重さは，老化して膨張した皮膚と皮下組織を下方に引っ張る．

　顔の皮膚と表情筋には密接な関係がある（図6.26B）．原線維結合は顔でさらに密接で，疑いなくさらに効率的で，表情を持続できるよう設計されている．しかし，老化現象は太陽や他の要因でも加速する．

図6.26
A 老化は内因性緊張に対する重力の復讐とみなせる. 線維の質と空胞内部の中身が減少する. 老化のプロセスでは, 原線維内部の緊張は減少し, 原線維は次第に緊張への抵抗が小さくなっていく (2倍).
B 顔面の皮膚と皮下組織のたるみは一部の領域, 特に顔の下部 (と頸部) で大きな影響を及ぼす.

映像6.13

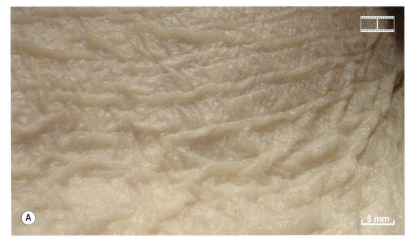

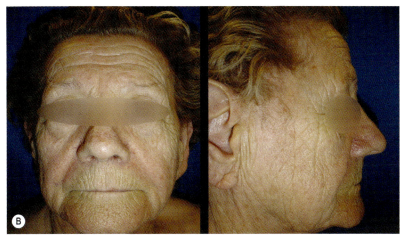

マニュアルセラピーの観察可能な力学的効果

　私は, 皮下原線維ネットワークに対する異なる技術の効果を示す映像シークエンスをいくつか記録している (図6.27, 映像6.14).

図6.27
内視鏡による観察では, 皮膚に直接適用される牽引が皮下原線維ネットワークに直接的な影響を及ぼす. 皮下線維, 脂肪細胞, 血管, および細胞の可動性がはっきりわかる.

映像6.14

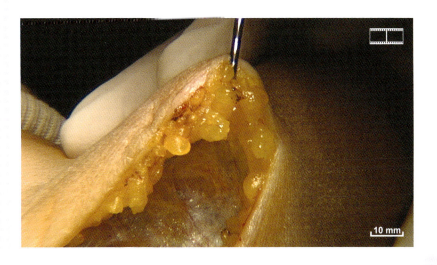

- マニュアルセラピーの観察可能な力学的効果は何だろうか？
- 徒手による技術はどのように多原線維メカニズムに影響するだろうか？

　マニュアルセラピーが，皮下組織に影響を及ぼさないと主張することは，もはや不可能である．内視鏡による私の観察では，皮膚を直接牽引すると，皮下原線維ネットワークに直接的な影響を及ぼし，機械伝達が機能している可能性が確認されている．他に明らかになったのは，三次元のマニピュレーションが，原線維構造の力学的潜在性を扱うのに最善と思われることである．

　マニュアルセラピーのどの技術が効果的なのか，優れた結果となるのか言及するのは私の役割ではない．マニュアルセラピストは，特定の治療を説明する作用機序を見つけるだろう．次第に科学はこの介入の原理を説明できるようになるはずだ．本書は今後さらにこれらのメカニズムを研究していくための出発点となる．

赤い糸をたどる

　これで，我々は最後の「赤い糸となる疑問」に答えることができる．

> **赤い糸となる疑問**
> 6.　自然は，病変や創傷のように，通常の生理学的限度を上回る力を受けても多原線維ネットワークの調和を回復させることができるか？

　答えを要約すれば，可動性があり適応できる原線維ネットワークは交差する線維を持ち，機械的調和を生じさせているが，健常な組織が損傷すると機械的調和を失ってしまう．身体の修復メカニズムは，損傷領域の原線維ネットワークを元の状態に回復させることができない．置き換わる組織の質は悪いものの，損傷領域をマニュアルセラピーで早期に可動させ，瘢痕組織の適応性を強化することで改善できる．

John F. Barnes（PT，LMT，NCTMB）によるコメント

　数十年前，ペンシルベニア大学で理学療法を学んでいた頃，解剖学の教授が筋膜を切除して捨てるように言っていたのをはっきり覚えている．非常に多くの人々が今でも，筋膜を重要ではない包装材として考えている．自分自身の外傷と世界中の患者を治療した経験から筋膜システムを個人的に研究した後，筋膜をリリースするには非常に異なる原理を必要とすることがわかった．ほとんどすべての過去の研究は死体で行われており，筋膜システムの原線維ネットワークに集中したものがほとんどである．原線維ネットワークは非常に重要であるが，筋膜システムの基質の流動性を対象にすることも同じく重要なのだ．これを理解するには，流体力学に基づくユニークな原理を必要とする．基質の連続性は，Guimberteau 医師の高解像度デジタル映像イメージで示されている．

　ヒトはそれぞれ異なる筋膜の緊張パターンを持っている．筋膜リリース・テクニックを5分間，優しくしっかりした圧迫で，筋膜制限に行うと，圧電気，機械的情報伝達，相転移の現象を誘発し，最終的にリリースに至る．このような力学的圧力の持続は，Guimberteau 医師の研究で見られるように，原線維の可動性を高め，原線維のふるまいに変化を起こす．それから，細胞に機械的情報伝達効果をもたらし，おそらく身体の天然の抗炎症物質インターロイキン-8（IL-8）の産生を引き起こしている．

　1枚の画像は，1,000語に匹敵する．生きたヒトにおける Guimberteau 医師の重要な発見は，セラピストと医師にとって筋膜を理解し，手の下で何を感じているのか確認するうえで非常に有用である．Guimberteau 医師のイメージが示す筋膜の美しい液晶性の性質は，筋膜システムの真の性質を象徴し，痛みを減少させ，可動域を増やす筋膜リリースの効果に関して説明する．Guimberteau 医師の DVD シリーズと本書は，筋膜システムを構成する原線維と微小管による魅力的なネットワークの構造，流動性，重要性を美しく示してくれる．彼の時宜を得た貢献は，筋膜リリース・セラピストが筋膜制限を見つけ，リリースさせる治療的な芸術的才能と能力を高め，全体的な健康で果たす役割を照らしてくれる．

加瀬建造（DC）によるコメント

　数年前，私は日本のカイロプラクティック学校の生徒を解剖実験室の死体見学に連れて行ったことを覚えている．私は生徒に人体の解剖学，生理学，病理学に関して教えていた．しかし，露出した組織を見ると，「これが生きた人で実際どのように作用しているのか」といつも不思議に思っていた．身体構造の名前は知っていたし，その機能も知っていた．生きた人間で何が起きているかに関する知識はあったが，大きなピースが欠けているといつも感じていた．露出した死体組織を見ると，筋，骨，臓器，脂肪があった．しかし，当然ながら，液体や液体運動を見ることはなかった．走ったりジャンプしたりすると，筋と筋膜が実際にどのように動いているか見ることはできなかった．実際に何が起きているか見ることができないのに，どうすれば生きた身体で起こっているプロセスを完全に理解できるだろうか？

　40年間，私は自分の頭の中で身体内部のイメージをつくってきた．生徒が死体を見るときに，私は次のように伝えた．「これがすべてではない．この身体を見ることはできても，生きた人間がどんなものか実体を認識するのは難しい．液体が循環し，組織に潤滑剤をさしていることを想像する必要がある」．組織では絶え間ない運動が行われているはずである．Guimberteau医師の映像にある内視鏡イメージを見たとき，「これだ！　これこそ，これまでずっと想像していたものだ」と心の中で思った．そのイメージが，思い描いていたものにそっくりだったので，とても驚いた．筋膜領域のあらゆる線維に沿って液体が動き，すべての滑走運動を可能にさせていることは驚きである．

　2013年，スタンフォード大学で行ったKinesio® Taping Association International Research Symposiumで，基調講演者であったGuimberteau医師に会うことができた．Kinesio® Tex Tapeを用いて，皮膚に貼ることで表皮と真皮を持ち上げるテクニックについて彼と話し合った．皮膚の表層が持ち上がると，下の組織にある空間が広がる．この空間がつくられると，組織の圧力は軽減され，液体はより円滑に循環し始める．停滞していた血液とリンパ液が分散されるため，体組織は冷却できる．空間，運動，冷却．組織の構造と機能に関するGuimberteau医師の説明は，このテープの治療的利点が実際にどのように生じるかに関して，素晴らしい洞察を与えてくれる，絶えず新しい知識を探し，身体とその機能を新しく解釈しようという彼の意欲に魅了された．彼の研究に対する情熱は称賛を生むものだ．

　スタンフォード大学では，Kinesio® Taping Methodがどのように作用に関して調査するか共同研究の可能性を話し合った．表層にテープを貼ると，皮膚の下で何が起きるのだろうか？彼と私には，非常に類似した哲学がある．二人とも生きたメカニズムのさらなる詳細と知識をいつも探している．二人とも研究を続け，学び続けなければならないと考えている．二人とも人体に関してすべてを理解したいと考えている．私は彼と協力して研究できる可能性に喜んでいる．Guimberteau医師の研究は人体の見方に革命をもたらし，皮膚下に本当にあるものの魅力的なイメージを世界に与えてくれたのだ！

Willem Fourie（PT，MSc）によるコメント

　理学療法士として私は40年もの経歴を持っているが，この職業はエビデンス増加に応じた治療アプローチにおいて微妙な進化をしてきた．外傷，手術，疾患から患者が回復するのを手伝うマニュアルセラピーとして発展し，運動は常に治療アプローチの大黒柱であった．運動にはマッサージセラピー，等級分けした他動運動，エクササイズがある．組織の徒手運動・マニピュレーションは，組織の柔軟性を高め，最終的に患者の運動の質を改善することを理学療法士は知っている．しかし，我々は，治療セッションで直観的に行っている運動に関するエビデンス不足にいつも苦しんでいた．科学的証明の不足に直面すると，私はしばしば自分の能力を疑っていた．

　やがて，医学界は，我々の治療法で最善のプロトコルを生み出せるように，治療結果に基づくエビデンスの形で証明にこだわるようになった．これにより理学療法では，個々の症例的エビデンスしかないことで，マニュアルセラピーやマッサージセラピーからゆっくり撤退していく結果となった．

　ここ10年にわたり，ヒトの結合組織と筋膜システムを理解しようという関心が復活し，古い世代の理学療法士の治療選択で大黒柱であったマニュアルセラピーやマッサージセラピーの古き精神に再び火がついた．この点で，Guimberteau医師の研究は，組織とシステムがどのように損傷と外傷に反応するかに関して，私が新たに理解するために重要となるものだ．Guimberteau医師は組織の瘢痕と癒着による観察される機能不全に関する基礎知識をさらに増やした．彼のアプローチと明快なイメージは，照会医に治療プロトコルで何を意図しているのか説明するうえでセラピストである私に新しい自信を与えてくれる．

　Guimberteau医師の内視鏡観察は，私が手と指の下で感じてきた，手術や外傷後に滑走制限された皮膚下の組織層を確認できる．さらに，Guimberteau医師は，洗練されたコラーゲンと疎性結合組織の層が生きた身体のすべての解剖学的構造の間でどう複雑な関係をつくっているかに関する私自身の解剖観察を確認している．

　瘢痕，炎症，適応，多原線維ネットワークの変性に関するこの章の価値は強調しても足りない．瘢痕組織と癒着に起因する合併症と機能不全は，毎年医学界で何百万ドルものコストを費やしている．したがって，瘢痕の下で観察される真皮層の隠れた世界を理解するための貢献は，歓迎され称賛されなければならない．この章で行ったGuimberteau医師の洞察により，セラピストの臨床的推論はさらに強化され，さらに制御した治療介入を行うことができ，外傷や手術後の患者に機能改善の恩恵をもたらす．本章は，理学療法士である私に，治療計画を照会医に伝える際，治療選択の理由を直観ではなく客観的に説明する自信をくれた．

形態に関与する構造の構成組織としての結合組織

7

形態は説明できる

形態は可動性を持つ

形態はより複雑になることができる

形態に関与する構造の構成組織としての結合組織

要約

ここまで生物体の構造観察を示してきた．「形態・形状」は生きた組織の構造・構築において重要な役割を担い，絡み合う原線維のフラクタルでカオス的な網の形態学的な結果で生じると言うことができる．

形態は説明できる

科学的観察が明らかにしたこと

　序論で見たように，生物体の組織は古来より議論されてきた．このような組織を説明するのに用いる言語と概念は，さまざまなもの，時に形態と構成要素の根底を推定するという形で形而上学的にも影響されてきた．しかし現在の技術的進歩により，生物体を微小解剖的に調べることができ，過去に容認された考え方を捨て，より客観的，科学的に形態と機能を統合できるように進んでいる．客観的な科学的観察は，前に進む唯一の方法であり，唯一の評価基準である（図7.1，映像7.1）．

図7.1
内視鏡観察は，生物体の構造の連続性を確認する．三次元で相互接続する原線維の全体的な連続ネットワークは，すべての構成要素をつなげて生物体を形成する（10倍）．

映像7.1

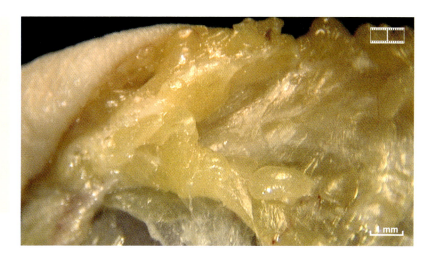

細胞外環境の多原線維構造

　顕微手術移植・形成外科医の特権の一つは，身体の異なる領域で手術することで，人体解剖学の広範囲な知識を構築する機会があることだ．顕微手術を行う外科医は，原線維組織が身体のあらゆる所で見つかることを認識している．内視鏡観察は，ヒトの解剖構造の隅々で原線維が存在していることを示す．原線維は筋，腱と血管の内外，神経周囲，骨膜で見つかる．身体のすべての臓器は，構造的な特徴はもちろん異なるが同じ基本的な原線維フレームワークを共有しているようだ．原線維は全身に広がっているだけではなく，顕微鏡レベルでは細胞と細胞間マトリックスをつなげている．したがって，この連続する原線維ネットワークとその結果生じる身体の形態の間にある関係を見て，新しい構造モデルを探すのは理にかなっている（図7.2）．

図7.2
コラーゲン線維と身体の輪郭の関係に関する決定的な証拠を提供するのは簡単ではない．ここでは，肥満の被験者の肘で，この関係を明らかに見ることができる．
A 上顆の下にある組織の沈下．
B 沈下を外科的に切開すると，緊張した線維が下に現れる．
C 脂肪細胞の過剰蓄積で膨張した脂肪小葉は，これらの線維を張力下に置いている．この原線維の張力は，下にある組織の深さにまで広がっている（5倍）．

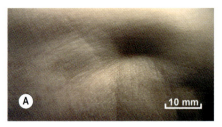

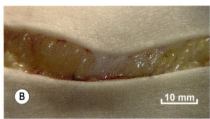

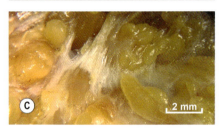

　この原線維組織は全体的なシステム（系）を構成している．これは全体で「連続する」システムである．異なる層，コンパートメント，鞘にきちんと配置された組織の層の概念は，解剖学を教え，そして学ぶ方法としては役立つが，結局のところは，誤った概念である．

身体の基本的な構造単位：微小空胞の概念
　我々の観察が示すのは，全身に広がる組織は，身体のすべての部分につながる原線維結合から三次元的に構成されることで，生物の存在を生み出しているということだ．至る所にある原線維のネットワークは絡み合って三次元の多面体の微小空間，微小空胞を形成する．微小空胞は身体の基本的な構造単位としてもよいだろう．
　微小空胞は，グリコサミノグリカンで満たされ，次々に構成されるか，もしくは異なる形状，大きさ，機能を持つ細胞によって占有される（図7.3，映像7.2，映像7.3）．

図7.3
微小空胞の概念で，次のことを説明できる．
A 構造要素の形態，立体，可動性，ならびに増殖と成長．
B 細胞の位置．

映像7.2，映像7.3

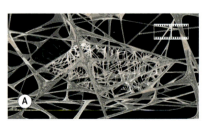

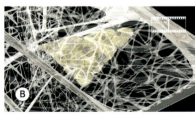

これらの単位は，階層化や序列化された層ではなく，一見ランダムかつカオス的に配置されている．また，形態は，これらの微小空胞，微小立体，絡み合った原線維の網が集まり，積み重なった結果であると理解できる．

我々がビデオ内視鏡検査を用いて情報を手に入れたおかげで，これらの解剖学的構造がどのように動き，静止状態に戻るか，エネルギーと情報を受け取って，組織の連続性を失うことなく（機能的に必要な数例を除く），完全性を維持するか，についても理解できる．

コラーゲンとエラスチンのネットワークは皮膚表面から細胞にまで広がる．我々は，このネットワークの原線維組織とその動的形態の潜在的能力をこれで理解できる．また，インテグリンを介して原線維ネットワークと細胞がつながり，そしてコラーゲン原線維が細胞間で結合させていることも理解できる．

このネットワークには，空間を満たすよう適応する能力があり，可能なすべての形態を構築する．これにより，複雑な形態の成長を可能にし，物理的力のみの影響下で変化を生じさせる．

幾何学的な形に似た形状を持つ多微小空胞の網は，生物体の基本構造を与え，数学者，生化学者，および物理学者に重要性にとって疑問と一般的な興味を生じさせる．

我々は，生きた組織を観察することで，生物体の微小解剖組織に関する洗練されて単純な構造概念と構造モデルを初めて得ることができた．これは理論だけではない．これは外科医が容易に観察できるものであり，複雑な理論モデルにすることなく，一連の研究を続けていくのに必要な説明を行う．

今なら，構造と機能の要約説明を同時に描くことが可能である．そして，絡み合った原線維と細胞による網が多様な密度を持って，身体全体に広がっている人体を考えることも可能である．すべて結びつけられた構成要素は，運動，エネルギー分布，代謝廃棄物の除去を可能にしている．これは人体の新しい視点である．

身体の外観と内部組織は，従来のモデルと根本的に異なる構造を持っている．

細胞外マトリックスの役割：形態に関与する全体的なネットワーク

身体は，臓器などの別々のパーツを結合組織が結びつけて構成される機械のようなものとしてはもはや考えられない．

皮膚表面と細胞核の間に全体的な連続性があるなら（図7.4，映像7.4），そして，その連続性が人体の全体的な形態と人体器官へと広がっているなら，組織の連続性と形態には関係があると結論し，新しいパラダイムを提唱するのが理にかなっている．

図7.4
この原線維構造は，皮膚表面から骨膜，骨の構造まで，身体フレームワーク全部に関与している．これはまさしく連続体である．これは単純な結合組織をはるかに超えるもの，我々の構成組織である．

映像7.4

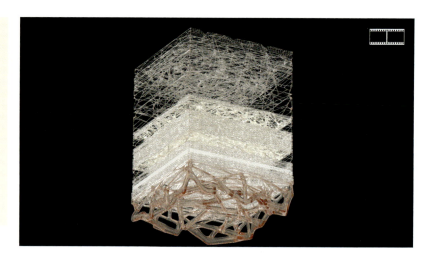

キーポイント
結合組織は実は構成組織である．結合組織は異なるパーツを結びつけるだけではない．フレームとなって，その中でパーツが発達していく．

筋膜を再定義する

　この用語の個人的な定義を提案するときが来た．定義はこれまで観察してきたものに従わなければならない．定義は，この分野のさまざまな学派と研究で見られる意味論的使用に適応できなければならない．

　これまで見てきたように，細胞は生きた形態の連続性と完全性に関与できない．細胞が存在するにはサポート・システムと構造的フレームワークが必要になる．いくつかの解剖学用語が細胞の間にある組織を表すのに用いられている．例えば，細胞外マトリックス，間質組織，多微小空胞コラーゲン吸収システム，疎性結合組織といった用語である．そして，結合組織として知られる組織はたいてい筋膜を指す．しかし，このような状況は混乱を生じさせる．

　解剖学用語としての筋膜は，「身体のすべての部分をつなぎ，一体化させる物質的つながり」と定義される．実際，筋膜は運動を支えてつなげる結合組織と非常に類似している．しかし，筋膜の定義は多くの場合，学派や学術領域により異なって説明され，浅筋膜のような低密度な組織から大腿筋膜張筋と腸脛靭帯のような硬い筋腱間構造まで，さまざまである．

　「筋膜」という用語は多くの場合，濫用され，誤用され，見境なく用いられている．このため，解剖学的および治療的な観点に混乱が生じている．例えば，筋膜炎とは正確には何なのだろうか？　フレーズとしてよく用いられる「筋膜を治療します」とはどういう意味なのだろうか？

　筋膜は普遍的になりすぎて，医療用語から削除するのは難しい．しかし，その普遍的な特徴のために，正確に再定義する必要があるし，実際しなければならない．私は，以下の定義を提唱する．

筋膜は身体内部で張力がかかった連続する原線維ネットワークであり，皮膚表面から細胞核にまで広がっている．この全体的なネットワークは可動性と適応性を持ち，フラクタルで不規則であり，人体の基本的な構造体系を構成している．

　このように定義された筋膜は，機能的要求によりその原線維の特性を変更できるが，それでも同じシステムのままだろう．人々は皆，自分のやり方で筋膜を扱っているが，筋膜に言及する場合，この定義により，その意味は誰にでも明らかとなるだろう．

形態は可動性を持つ

動的形態：原線維ネットワークは可動性を促進する

　第2章では，筋膜の原線維ネットワーク構造を明確にした．第3章では，原線維ネットワークがどのように動き，この内因性運動が生物の可動性をどのように可能にしているかを見た．我々は構造がどのように変形して静止状態に戻るのか観察できる．

　筋膜の原線維構造の知識により次のことが理解できる．

- 原線維構造が情報をどのように受け取っているか
- 原線維構造が互いに関連して動きながら完全性をどのように維持しているか
- 原線維が運動中でさえも，組織を断裂させず，その連続性を失うことなく（機能的に必要な少数例を除く），エネルギーをどのように分布させているか

　筋膜の原線維マトリックスは物理化学的な連続体を構成しており，動いて，生きて，代謝を行う．構造要素はこれらの機能すべてに関与する．組織がこれを行うためには，最も大きい肉眼的解剖構造から最も小さい微小解剖構造まで，完全に連続していなければならない．

　さらに，この原線維構造は原線維フレームワークの中で完全な物理的連続性を与え，エラスチン螺旋型タンパク質，コラーゲン，水分子といった微視的構造にまで広がる．しかし，伸長し，分裂する微細線維の観察を説明するには，コラーゲン分子も特定の方法で動いていると想像する必要がある（図7.5A，映像7.5）．

解剖学的構造の形態と可動性の関係は絶対であり，これは形態の外観とその内部の分子構成にあてはまる．生物体の組織を説明し，動的形態を定義しようとするなら，この記述を考慮しなければならない．

動的形態学は形態と運動の科学と言える（図7.5B，映像7.6）．動的形態学は科学的な観察より生まれ，生物体の中のすべてのレベルにある構成要素の分布を指す．構成要素の空間配置は生物の細胞起源をはじめとする動的形態を決定する．従来の化学的な定義は分子の可動性を説明していない．

図で描かれる形態は結局のところ不正確であり，動的形態的に意味をなさないものである．けれども，分子の動的形態的配置はどのように機能しているかを理解するのに役立つだけでなく，力学的な統一性を確保するために必要なものである．

バイオテンセグリティー

第5章では，原線維ネットワークと中身の細胞がテンセグリティー構造を構成している可能性を見た．テンセグリティーは構造的概念である．この概念を生物学の領域にまで広げると，「バイオテンセグリティー」は生きた構造体がどのように圧力と運動に対処しているかを解明してくれる．バイオテンセグリティーは，理解するのに非常に有効なワーキング・モデルを提供してくれる．

しかしながら，バイオテンセグリティーの概念は，生きた形態の内部で

図7.5

A　起こりうる原線維運動の全範囲は，この非常に可動性の高いネットワーク内部で動くようにセットされている．分子の内部でさえも，すべてが動いている（15倍）．

B　動的形態学は生物体の分子内可動性を含んだすべてのレベルで，形態と運動を結びつけなければならない．

映像7.5，映像7.6

DVD

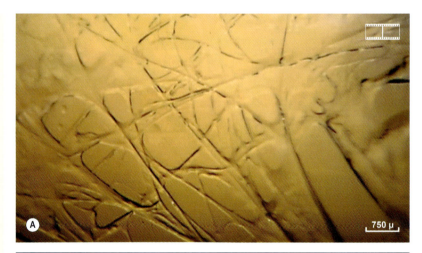
750 μ

A

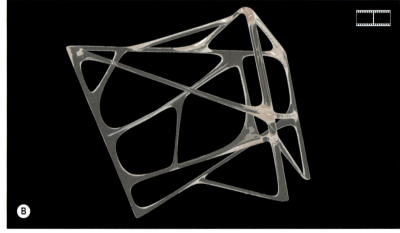

B

エネルギーが伝送されている可能性が高いことを示唆する．また，意図的，もしくは，意図的ではない圧力と運動に対処する能力も示唆している．荷重の作用点近くでしか反応しないのとは対照的に，形態全体で荷重を「共有する」テンセグリティー構造の能力は，解剖組織が示す性能の不可解な側面を説明するものだ．

Donald Ingberが示したように，運動と力の広範囲の伝達は，中視レベルで作用するだけでなく，細胞と細胞内部にも作用する[1]．したがって，ある場所における機械的情報伝達の効果は，関係する細胞から離れた刺激で引き起こされる可能性がある．

身体内部の張力と圧力の均衡は非常に複雑なものであるため，疑いなく他の生体力学的仮説も，バイオテンセグリティーの概念を強化する．しかし，バイオテンセグリティーは今のところ重力に抵抗する能力を説明できる唯一の概念である．

分散パターンとフラクタル化

筋膜の原線維ネットワークの観察で導き出される重要な結論は，線維ネットワークは不規則でフラクタルな性質を持っているということだ（第5章を参照）．形態には識別可能な規則性はないが，ある倍率で認められるパターンは，高い倍率で繰り返して再現される．これは不規則でフラクタルな多面体の典型的イメージである．

この原線維ネットワークは複雑系を構成する．複雑系は，常に変動する一連のパラメーターに適応しなければならない．平衡状態の固定点はない．複雑系は平衡状態になるように，ある状態から別の状態へと常に動いているが，常に不安定な状態を保っている．不安定性を永続的に保つ状態により，複雑系は最も効率的に物理化学的な解決範囲を調べることができる．

フラクタル化は多原線維システムのカオス的性質に重ねられるもので，カオスの不規則性にある種の規則性をもたらす．これまで見てきたように，フラクタルの物体は血管ネットワーク，肺胞，胆管，神経系の分岐など，生物の多くの領域で見つかる．

根本的な疑問がこの知見から生じる．我々が秩序と線形関係のほうがより効果的だと思えても，なぜ，生きた生物はこの形式を採用しているように思えるのか？　西洋文化は，他の文化よりもさらに，秩序と平衡状態，システムの構成要素間の決定論的な関係に執着する傾向がある．しかし，筋膜では不規則で，フラクタルな，カオス的非線形システムがある．

かつて，無秩序なシステムの存在を研究することは，ほとんど重要ではないとして却下される傾向にあった．これらの現象は数式では説明できないもので，ニュートン物理学の法則には全く従わない．知識を絶えず求めていく中で，徐々に認めざるを得なかったのは，自然が直線的には機能せず，原因と結果が釣り合うという原理，つまり2つの変数の比率が一定となる関係は，実際のところ非線形の原則に基づいているかもしれないということであった．

それでも，厳密な科学的方法を用いて平衡状態を絶えず求める複雑系を

説明し，一見無秩序の中にある明白な秩序を示すことができる．

形態はより複雑になることができる

器官発生

第4章で説明したように，細胞自体は生きた形態の連続性と完全性には関与できない．細胞では身体の形を説明することができない．細胞外筋膜の原線維ネットワークだけが関与できるのだ（図7.6，映像7.7）．細胞が存在するには，サポート・システムと構造的フレームワークを必要とする．

図7.6
個々の原線維の分裂である分裂増殖は，原線維ネットワーク内部で頻繁に観察される．フラクタル化と原線維ネットワークの内因的特性は，この現象を促進する因子である．これにより，成長，生物体の立体構築，その重力抵抗をうまく説明できる．

映像7.7

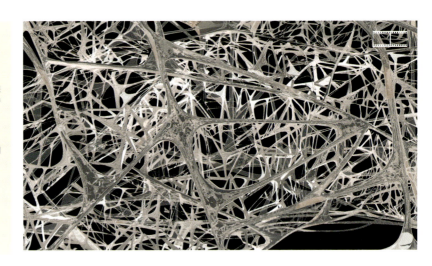

身体は原線維が全体に広がるシステムである．このシステムの中では，分化細胞が臓器を形成することで，特異的な機能を行えるように変化している．異なる機能的ニーズにより，特定の違いはあるものの，すべての臓器は通常の原線維フレームワークを共有しているようだ．

表皮，真皮，皮下組織の皮膚構造は，細胞の機能的要件に対して原線維フレームワークが適応していることを完璧に示している．原線維組織の密度と，多数または少数の細胞の存在は，役割によって決まる．これらは従来別々の層として考えられてきた皮膚層を決定・区別する要因となる．原線維フレームワーク内部に存在する細胞の基本配置は，甲状腺，筋，腱，そして特異的機能を持つ他の解剖組織でも，同じように見ることができる．

創発の理論もこれに関連している可能性がある．原線維ネットワークが持つ密度，量，特性を発達させていく能力は，根底にある構造的の規則は同じでも，さまざまな形態の創発を可能にする．これが器官発生である．

持続的な代謝交換を行わせる形態学的・物理化学的な平衡状態は守られなければならない．しかし，形態学的には，高次への転換は低次のものと似たようなものにはならない．なぜなら新しい圧力と異なる内因的拘束の影響を受けるためである．高次の形態が新しい能力を与えられても，根本にある設計図は残っている．

多原線維フレームワークは，多様な力の影響を受けて容易に変わり，形

図7.7
三次元の原線維ネットワークのコンピューター・モデリングは，生命の単純な形態を含んだ多数の形態を簡単につくり出せる.
A　目立った特徴を持たない，未分化の形態
B　空間を中心に持つ冠状
C　螺旋状
D　円筒状

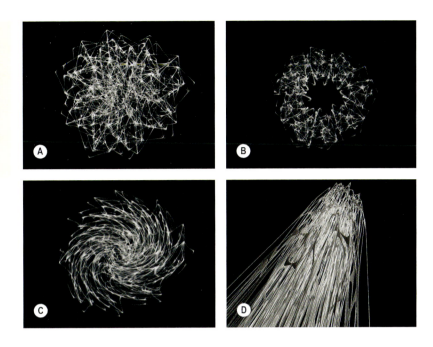

態を生じさせることができる（図7.7）.

　第5章で述べたように，生物体は，正方形，ひし形，丸い円柱，螺旋状や管状といった三次元形態を生じさせることができるが，これらの形態は常に単純である（図7.8）. DNAを構成する単純な形態から，細胞骨格の微小管，そして分子まで，身体のすべてのレベルで単純な形態が見つかる. この理由から，ネットワークを完全なランダムに組織化することで，これを

図7.8
生命は単純な形態しか保持していない. 我々はそれらの単純な形態で構成されている.
A　腱の長軸面
B　中心管を持つ静脈の冠状面の構造
C　脂肪小葉の丸い外観
D　皮膚表面上の正方形
E　層板小体の卵形
F　指先の皮膚の楕円組織

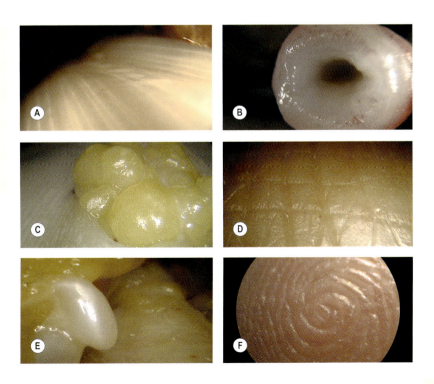

可能にしていると考えられる．この単純な形態は，多様な形態が中に入った打ち上げ花火のように，成長し続けていく．特定の成長線は，同じ成長軸には残りながらも，既存の線から外れていく．

　それから異なる構造が現れる．これが決定論的カオスであり，無限の多様性を求めようとする（図7.9）．共進化が起こるのはこのときであるが，この共進化は常に生命の基本仕様に従っている．

図7.9
通常，生きた組織は古典的なユークリッド幾何学の形態を利用しない．代わりに，不規則な形態を用いる．
A　原線維フレームワークの不規則なパターン
B　表皮面の不規則なパターン

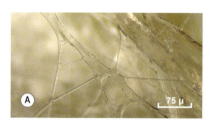
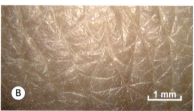

新しい構造的存在論

　フラクタルで，カオス的な配置を持つ，筋膜の多原線維システムの構成要素すべてが，一斉に作用し，全体としてのシステムのふるまいを決定することをこれまで見てきた．システムは相互作用している物質のネットワークを構成するが，1つの物質が他の物質に直接影響することはない．システムの全体的な動的ふるまいを指示するような包括的規則はない．

　また，我々は，皮膚表面と細胞核の間で原線維が全体的に連続していることも見てきた．この連続性はすべての形態に広がり，全体的な形態をまさしく「生み出している」．この概念は，従来のモデルからの根本的脱却を意味している．その結果として生まれる構造合理主義は，永続的に平衡状態を求め，重力に抵抗する動的システムとして生物体を認識する（図7.10，映像7.8）．

図7.10
今後，身体は異なる視点で考えられ，新しい構造的存在論が提案されるはずだ．すべてがつながっていて，すべてが動くのだ．

映像7.8

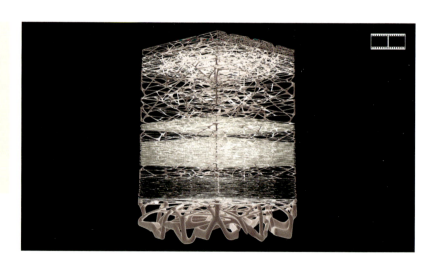

　本書の初めに，「形態」は外観，外形だけの観点で昔から見られてきたと述べた．しかし，その観点は変わった．結合組織，筋膜の多原線維ネットワークは生きた生物の構造を構成しており，その性質の新たな理解は変革をもたらしたのだ．この理解の鍵は生体内での組織観察であった．生体外研究は生きた世界を十分に説明することができない．今後，内視鏡器具がさらに小型化することで，本来の位置にある生物体をより詳細に調べることができる．生体内内視鏡観察によって，これまで手に入れた知識をさらに発展させることが可能になるだろう．

　筋膜の原線維ネットワークの性質を理解することで，形態を説明する新しい知識が手に入る．そして，その理解は生きた身体の治療を解明するのに役立つはずだ．生物体の構造的視点は，生体力学と量子物理学を分子的・物理化学的にまとめ，専門分野を科学的に結びつける．異なる研究コミュニティ間のつながりが明らかになるにつれ，この構造的視点はそれらをつなげる橋になることだろう．

キーポイント

これまでの観察により，下記の新しいパラダイムが生まれる．結合組織である筋膜の原線維ネットワークはまさしく構成組織である．結合組織は動かない詰め物や身体の主な臓器をつなげるものとはみなされない．結合組織，つまり構成組織が構造を生み出している．結合組織はフレームであり，その中で身体の構成要素すべてが発達し，存在し，生きることができる．生きた形態を構成しているものの見方がこのように変化すると，新しい「構造的存在論」が生まれる．構造的存在論は生物たらしめているものを分類し説明していく新しい方法となる．

　「あとがき」で，視点のこのような根本的変化が示唆することを述べ，このパラダイム・シフトに関する私の解釈と仮説を説明する．

Serge Gracovetsky（PhD）によるコメント

　昔，私はBartelinkの脊柱力学に関する説明で生じた矛盾を解こうとしていた．Bartelinkは背筋が体幹を支えていると考えた．それにより，重量挙げ選手が途中で脊柱を破壊することなく，200kgのリフトを行うための生理学的解決案として，胸腰筋膜の役割が中心となると彼は考えた．しかし，その数学モデルは筋膜と筋の骨への挿入位置を非常に特異的かつ正確にすることを必要とした．直接的に影響する例として，胸腰筋膜が棘突起先端に付着している位置を少し変えると，股関節伸筋群より生じて上肢まで伝わる力に顕著な違いをもたらす．さらに，この影響は，コラーゲンの極めて非線形で粘弾性を持つ特性により増加する．

　負荷をかけた脊柱のわずかな解剖学的変化に対する反応で生じる感度は不合理であった．なぜなら，小さい損傷が全筋骨格システムを潜在的に不安定にする可能性がありうるからである．しかし，我々は日常的にそのようなことは経験していない．この矛盾を説明できるものを見つけたのは，2007年10月のある朝のボストンでGuimberteau医師が提案する組織構成の描写を初めて見たときであった．

　それは私の目を大きく開かせるものであった．

さまざまな組織の間にスムーズな連続性があるというこの洗練された概念が伸びたコラーゲンの生体内イメージで素晴らしく描写され，私の心のスイッチを押した．このときやっと，筋膜，骨，筋の相互作用を理解することができた．私は身体を流れる力と伝達経路の動的な再構成を思い浮かべることができた．

　私にとっては，この経験が本書を要約するものだ．Guimberteau医師が見事に記述・図解した本書は，生体力学的モデルの剛体数学的表現に対して，斬新なアプローチを示す．従来の生体力学的モデルは，脊柱のさまざまな構成要素を固定したベクトルで表現したモデルにあまりに長く頼りすぎてしまっている．Guimberteau医師のモデルは，適用された力に反応して局所解剖学的構造を迅速かつ容易に再構成できる．このモデルが提供する無限の解決案は資源を最適に利用する．このように，Guimberteau医師の概念は，単純な解剖学的説明を超え，潜在的なメカニズムに触れるものである．このメカニズムはダーウィンが鮮やかに提示した進化の原理に従い，種の生存に必要な変化を行うために必要となるものである．

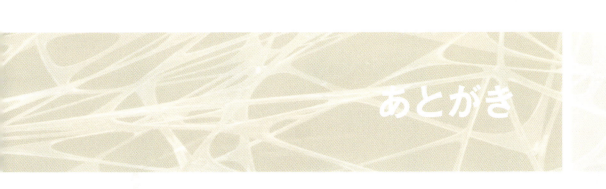

あとがき

なぜ，自然は，空間的に単純だが不規則な多面体の形態を用いて，
非常に多様で複雑な形態をつくっているのか？

運動はあらかじめ決まっているのか，ランダムか？

秩序と線形が非常に効果的であることが証明されていても，
なぜ不規則で，カオス的で，フラクタルな非線形組織があるべきなのか？

この多原線維システムには細胞の
ゲノム・プロセシングに影響する能力があるか？

結論

　本書の最後に，私の思案の範囲を，医学・医療の研究ではめったに対象にされない領域にまで拡大していく．私は外科医として働いて30年でしかないが，これから検討していく主題を研究できるよう問題意識を育んできた．少しずつ学ぶことで，大きな自由と途中で遭遇する問題を考える好奇心を持つことができたのを喜ばしく思う．私は物事が予測よりはるかに複雑であることがわかり，驚いた[36]．私の研究を考察すると，私が根本的だと考える以下の4つの疑問を必然的に生じさせる．これらの疑問に対してはっきりした答えはないが，これらを検討することは生産的だと考える．

1. なぜ，自然は，空間的に単純だが不規則な多面体の形態を用いて，非常に多様で複雑な形態をつくっているのか？
2. 運動はあらかじめ決まっているのか，ランダムか？
3. 秩序と線形が非常に効果的であることが証明されていても，なぜ不規則で，カオス的で，フラクタルな非線形組織があるべきなのか？
4. この多原線維システムには細胞のゲノム・プロセシングに影響する能力があるか？

なぜ，自然は，空間的に単純だが不規則な多面体の形態を用いて，非常に多様で複雑な形態をつくっているのか？

　我々の観察が明らかにしたのは，微小空胞や細胞であれ，生体組織で遭遇する形態はすべて多面体の，不規則なフレームを持っていることであった（**図Aft.1**）．これは三次元で線維が織り交ざることで説明できることを見てきた．これらの形態は，分子要素を構築することで生じたものだが，これらの分子要素自体も特徴的な形態で構築されたものだ．例えば細胞骨格で見られるように，これらの基本的な要素的形態は極めて多くで管状，螺旋形，または回転楕円状である．

図 Aft.1
A　多面体の血管パターン
B　皮膚表面の多面体
C　多角形の細胞
D　多角形の微小空胞

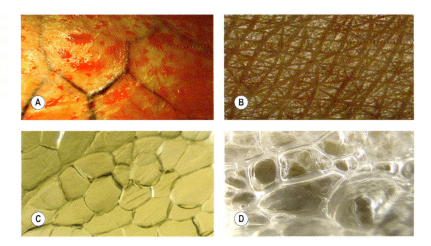

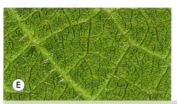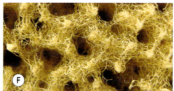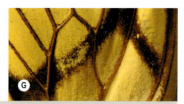

図 Aft.1
E　キャベツの葉
F　スポンジ
G　蝶の羽の一部

コラーゲン線維と染色体（DNA分子）の二重螺旋構造は別の例である[37].
生物を構成するさらに複雑な構造は，同じ単純で基本的な形態を用いている．これらの形態にはほとんどバリエーションがない．主に多面体，円柱，卵形，螺旋形が多く，少ないのは正方形，長方形，楕円，星型である．これらの形態は，からみつく，ほどける，伸長，陥入，高密度化といった異なる種類の動的ふるまいを示すが，同じ基本的な形を常に利用している．動物界と植物界に所属するすべての生物は同じように組織化されているように見えるのは興味深い[38, 39].

これはさらなる疑問を生じさせる．

- なぜ，このような形態学的制限が存在するのか？
- なぜ，形にこのような類似性があるのか？

これらの疑問に対する私の答えとしては，微小空胞空間，細胞，多原線維ネットワークはすべて，同じ物理的力とそれら物理的力を制御する法則の影響下にあることが関連している可能性がある．

永続的に存在する液体，組織の不透明度の変化，小滴の蒸発，微小空胞の泡の破裂，体温，電位，術中血管圧はすべて観察でき，測定できる物理現象である（**図 Aft.2**）．直接的に観察でき，たいてい触知できるこれらの現象に加え，大気圧，浸透圧，電磁気的極性，重力，核力といったはっきりしない物理的力も身体に存在することを覚えておかなければならない．

フラクタル性質を持ち，要素を空間に配置する多面体の構造は，隣接組織が単純に並んだものではない．説明したすべての物理的力が組み合わさった影響で生じる．これらの力は，進化の鎖で存続していく形態にさせた．微小解剖要素の配置，いろいろな形状，形態，立体，または色に関してランダムや無計画なものは何もない．なぜならこれらは生命の基本構成ブロックであるからだ．この基本的な結論はささいなことかもしれないが，生物体の構造に関して答えられない多くの疑問につながる．これらすべての要素が人体の組織を理解することを可能にする．これは，さらに植物と動物の他の生きた種にもあてはまる．

新ダーウィン主義者は，形と構造が遺伝子プログラムの後成的な発現と機能の優越性によるものと主張する．しかし，この考え方は私が観察したものを説明するには不十分であると結論づけた．私は100年前のD'Arcy

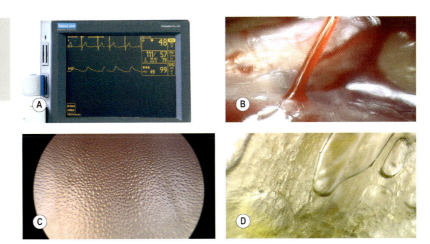

図 Aft.2
A　心電計
B　動脈の加圧された血液
C　内視鏡レンズの小滴
D　身体の内側の液体

Thompsonの研究に目を向けた．Thompsonは生物の形態は自然力の結果として生じたと考えた．

　偶然や進化論の法則は，形の発生，調和した成長，生物の形の限られた数と類似性，生物の否定できない統一性を説明するものではないとThompsonは確信した．彼はダーウィンの自然淘汰を通した適応力だけで形態の成長を説明できるかを疑問に思った．そして適応力は物理的・力学的な力で補えるかどうか考えた．

　最初の疑問とそこから生じる疑問に答えてみたい．**生命の構造は基本的な物理的力に従うことで，最初の形態の選択が起こり，同じ構造パターンで進化させ，多様性をもたらし，時間が経っても永続できるように形態学的な構造を構築した**と結論できるかもしれない．

運動はあらかじめ決まっているのか，ランダムか？

　第2章で原線維のカオスの概念，第3章で運動を可能にしている原線維の内因的能力，第5章でフラクタル化を紹介した．しかし今，別の現象，動的な予測不可能性をこれらの観察に加えることができる．これは予想外の分野に我々を連れて行く．異なる直径を持つこれらの原線維が，ほんの一瞬で他の原線維に沿って滑走し，分裂し，伸長しているのを見るのは，その運動を可能にするのに必要な分子の可動性を考えると困惑させるものだ．どのようにこれらの現象が何百万もの原線維で同時に起きて，全身で自発的・非自発的な運動を可能にしているかを理解するのも厄介である．

あとがき

我々の観察は，予想外の映像を撮影している．非常に短い約1秒間に原線維が別の原線維の所へ上がるか下がるか「ためらっている」のを見ることができる（**図Aft.3A，映像Aft.1A**）

図Aft.3
A　この映像では，原線維が別の原線維の上か下に動くかで，ためらっているように見える（100倍）.

映像Aft.1A

DVD

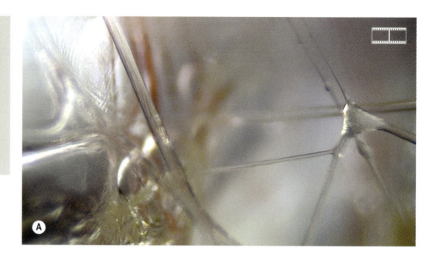

この不確定性は重要な観察である．すべての運動と運動のすべての組み合わせと順序が可能なようだ．2本，3本，または4本に分裂した原線維の場合でも同様である．このふるまいを予測できるものはない．原線維がいつ，どこで，このように分裂するかを示す兆候やしるしはない．この不確定性は構造が原因のようだ．一部の原線維は，外部の圧力に反応してランダムに動くことができるように思われる．ところが，別の原線維は明らかに強固で安定した接続を持っており，その可動性は必然的に制限される（**図Aft.3B，映像Aft.1B**）.

図Aft.3
B　これに対して，こちらの映像では，強固で安定した物理的リンク，あらかじめ決められた構造的連続性を示す（130倍）.

映像Aft.1B

DVD

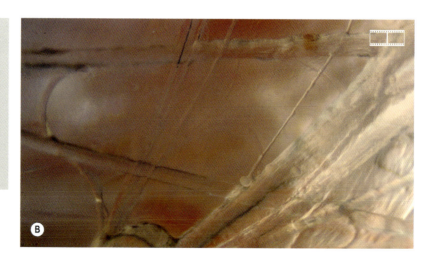

特定の運動は予測不可能なように見えて，実際はあらかじめ決められていることもある．これまで隠れた原線維が突然現れ，別の原線維と連続していることがわかる．これはあらかじめ決まった性質の運動があることを

示す（**図Aft.3C，映像Aft.1C**）．そのような方法で行われる特異的な運動だけがあらかじめ決められて起こるのかもしれない．

図Aft.3
C　この映像は，明らかに予測不可能な作用の始まりを示す．これまで隠れていた原線維が突然現れ，他の原線維と連続していることがわかる．これは，特定の運動があらかじめ決められた性質を持っていることを示す（100倍）．

映像Aft.1C

DVD

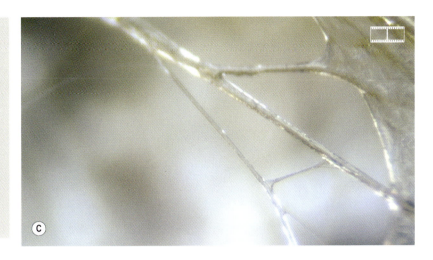
C

何百何千万もの線維と原線維が関わるランダムな運動とあらかじめ決められた運動が混ざることは，スプーンを取って食べ始めるとき，この身振りを二度と繰り返すことがないということである．そしてあなたがスプーンをテーブルに戻すと，多原線維ネットワークの事前に張力が加わった線維は元の位置に戻るが，最初にスプーンですくった運動とは，全く同じとは限らない．

　線維の運動に対する非決定論的な可動性の要素を導入することで，特定の時間に行われるあらゆる運動はユニークなものであり，繰り返されることはないと考えることができる．個々の動作はユニークである（**図Aft.3D，映像Aft.1D**）．

図Aft.3
D　この映像は，2つの異なる原線維の運動を10秒間隔で，同じ領域で，同じ圧力下で次々と撮影したものである．これらの2つの運動は互いに似ていない．原線維の一見非決定論的なふるまいと，あらかじめ決められたふるまいが，同時に出現するため，原線維の可動性の始まりはそれぞれ異なる．各作用はユニークである（100倍）．

映像Aft.1D

DVD

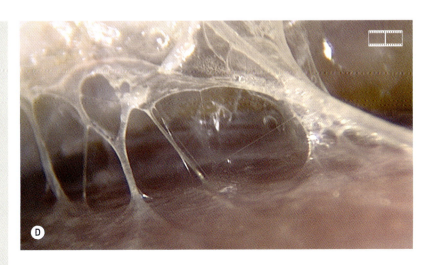
D

　原線維構造の可動性は，単一のあらかじめ決められたメカニズムで起こるものではない．逆に，異なる潜在的運動の範囲からランダムに選ばれて生じるようだ．特定の運動が，特定の時間で選ばれ，再現不可能な特異的動作として実行される．この不確定性は，量子物理学の不確定性原理を驚くほど連想させる[40].

秩序と線形が非常に効果的であることが証明されていても，なぜ不規則で，カオス的で，フラクタルな非線形組織があるべきなのか？

　西洋文化は他の文化よりも秩序を重要視する傾向がある．我々は秩序に安心を感じる．因果律は古代ギリシアの哲学者にまでさかのぼることができ，一連の思想の礎石となっている．結果は原因によって生じたものと考えるならば，因果関係は原因と結果の関係である．

　予測可能で安心な秩序の岸を離れ，カオス的予測不可能性に向かうのは難しい．私は，科学的な視点から因果律を取り去って，この概念のジャンプを行うのは大変難しく感じた．

　かつて，無秩序なシステムの存在に関する研究は重要ではないとして退けられる傾向があった．これらの現象は単純な数式では説明できず，ニュートン物理学の法則には厳密に従わない[41, 42].

　理解しようと調べていくうちに，自然は直線的に機能しないこと，そして，2つの変数の比率が一定となる原因と結果の比例の法則が実は，非線形の原則に基づくことを次第に認めなければならなかった．それでも，平衡状態を永続的に求める複雑系は，厳密な科学的研究法を用いて説明でき，一見無秩序の中に，明確な根本的秩序があることを示すことができる[43].

非線形性のエビデンス

　皮膚の下のどこを見ても，構造の分布と一般的な配置は規則性，または，純粋な対称性を示さない．細胞群は，互いに平行に並んだり，見慣れて安心させてくれる幾何学的な形に似たりすることもある．しかし，より詳細に調べると，それらの配置は見かけほど規則的ではなく，同じパターンは他では繰り返されないことがわかった．

　線形の因果律の論理でつくられた我々の心は，身体の調和した運動に関与する滑走システムが完全に不規則で，一見カオス的であることを受け入れるのは難しい．しかし，私の観察は，この不規則で，カオス的で，フラクタルなシステムの存在と効率性を確認している．

　したがって，生物体の組織は，我々がこれまで想像してきたものよりもずっと複雑で，教えられてきたものとは全く異なる．生物体がどのように組織化されるのかに関して完全に理解するには，先入観を捨てなければならない．単純な説明は我々の合理的思考法に適しているため，身近で安心できるが，それ以外の説明を見つける必要がある．そのためには，生体内観察に基づく異なる科学的アプローチが必要となる．我々は，生体内観察

が特定の生体外観察に疑問を投げかける場合があることを受け入れなければならない．なぜなら，生体外研究は，化学的に用意され死んだ組織標本で行うものであり，本来の位置にある生きた組織の動力学的特性を再現しないためである．死んだ組織は，内因性張力の影響を受けることはないのだ．

不規則的で，カオス的で，フラクタルなシステムが効率的でありうるという命題に直面する今，これについてさらに示していきたい．

生物学のカオス的システム：外観とその下にある秩序

カオス的システム[44]の中にある秩序と効率の一見矛盾した問題（**図Aft.4**）が決定論の巨匠Laplaceが書いたエッセイ『Essai Philosophique sur les Probabilités』で初めて提起された[45]．Laplaceは，秩序がランダムなイベントでつくられていると述べている．「不確定期間生じる一連のイベントで，規則的および恒常的な原因の効果は長期的に見て，不規則な原因の効果より優勢となる」と彼は言った．この主張は20世紀最大の数学者の一人 Andreï Kolmogorov（1903～1987年）によって確認された[46]．Kolmogorovは「ランダムな現象の大規模で集合的な作用は非ランダムの規則性をつくる」と

図Aft.4
A 自然の構造的な原線維組織は，機能的決定論を含んだ構造的カオスである．
B フラクタルは，あらゆるスケールで繰り返される幾何学的パターンである．フラクタル・パターンを拡大すると，元の形に類似，または全く同じように見える．この特性は自己相似性と呼ばれる．

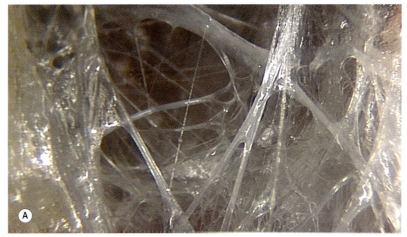

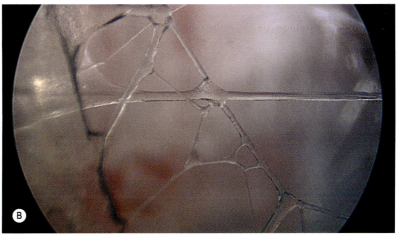

いう数学的証明を行った．我々は研究を着実に進めなければならない．

　生物学のカオスは，「何でもあり」の状態を指すわけではない．動的カオスは，動的システムの特質であり，古典的ニュートン物理学の法則に一致しない．動的カオスはシステムに内在する非線形の性質により，周期的でもなく，準周期的でもないふるまいを特徴とする．これはでたらめやランダムな作用の結果ではない．

　生物科学の巨視的領域のカオスは予測不可能性と非ランダム性が同時に存在するため，「決定論的」カオスとみなすことができる．どのようにしてこれを可能にしているのだろうか？　どのように，何の目的で，これら一見矛盾した2つの現象が同時に同じシステムで作用することができるのだろうか？

　決定論的カオスが与える高度な解決案を探す能力は，効率的なシステムにとって完璧ではないにせよ，必要条件を提供する．この能力は自然の世界に存在する動的な解決案の展開も容易にし，特異的で動的な構成を伴う新しい構造の出現に関わっている可能性がある．

　言い換えれば，平衡状態を求める複雑系が，常に安定と変化の間のどこかにある状態にあることがわかる．したがって，このようなシステムは多種多様な構成を採用できる．さらに，フラクタル化のような他の内因的特性を利用できるため，より一層多様となる．これが意味するのは，カオス的システムが利用可能な空間の大部分を調べることができ，必要な運動は何でも促進するということだ．

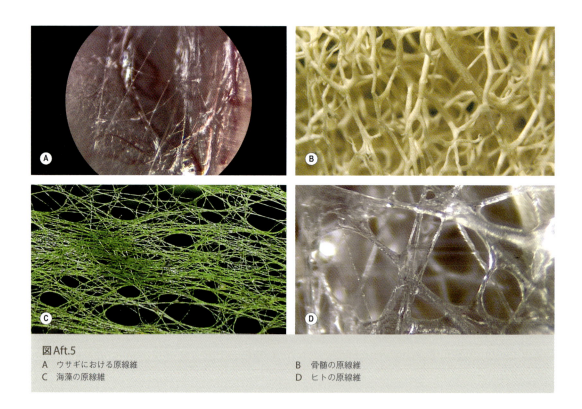

図Aft.5
A　ウサギにおける原線維
C　海藻の原線維
B　骨髄の原線維
D　ヒトの原線維

キーポイント
決定論的カオスのふるまいは，自然が持つ潜在的な動的能力の一つである．可能な解決案の領域を広げて，より効率的に調べられるようにし，より大きな複雑性を可能にする（図Aft.5）．

　フラクタル化は多原線維システムのカオス的性質に重ねられるもので，物質をさらに複雑にする．私は，原線維構造の不規則なフラクタル化が原線維ネットワークのカオス的外観を必然的に生じさせていると考えている．第5章で見たように，フラクタルの物体には規則性がない．しかし，この不規則性はランダムではない．**見かけ上の不規則性の根底には規則性がある**．フラクタルの物体は倍率を問わず，同じ全般的な構成パターンを表すという点で，スケール不変性を示す．フラクタルの物体は，生物学の多くの領域で見つかる．

　固有の動力学的特性，つまり，動的で不規則なフラクタル化と形態学的カオスは，別々に考えることはできない．我々はそれらが組み合わさった影響を考慮しなければならない．可能なすべての解決案（探査可能性）を調べる能力は，カオス的システムの特徴であり，複雑性につながる多様な動的ふるまいを与える．これらの複雑系は永続的に流動する状態にあり，静止することはない．平衡状態の追求は絶えず続き，常に変化している．平衡状態はシステムの固定ポイントではなく，常に変動する一連のパラメーターである．これは，プラトーの法則のシャボン玉に似ている．平衡状態を求めるシステムのこの状態（すでに獲得した安定性の中にある不安定性を示す）は複雑性の成長を支持する．これは生命の発生に予想外の圧力を加えることで生物進化につながる．これらのシステムを非可積分系として説明できる．これらのシステムは予測不可能な方程式で定めなければならない．

　これまで観察してきたこのカオス的組織は，新しい可能性を生み出すことを忘れてはならない．なぜなら，この基本的で，多面体の構造的フレームワークは生物体におそらく常に存在しているからだ．この種のシステムの際立った特徴はそのふるまいの全体的性質，つまり構成要素間の相互作用を合計した結果である．

　個々の要素の独立したふるまいを分離することは，不可能である．カオス的に構成された多原線維システム全体のすべての構成要素は一斉に作用して，全体としてのシステムのふるまいを決める．システムは全体として研究されなければならない．システムは相互作用している物質のネットワークで構成されているが，単体の物質が他に直接影響することはない．システムの全体的な動的ふるまいを指示する包括的な原則はない．「共進化」という用語は通常，進化する複数の種間の相互作用に適用され，複雑な生きたシステムにおける要素の複数の相互作用を説明するのに用いられる．これらの動的な能力は，運動を調べるための首尾一貫した方法を示し，進化のプロセスにおいて欠くことのできない要因である．

　我々は今，これらの生体系のカオス的で不規則な側面を合理的に説明で

きる位置にいる．また，これらの洞察は，根底にある進化システムの普遍的メカニズムに関して，そして複雑性が生きた生物の成長と発達を可能にする方法に関して，光明を与えてくれるものだ．

この多原線維システムには細胞のゲノム・プロセシングに影響する能力があるか？

我々は，このフラクタルでカオス的な原線維構造が，複雑性を生み出し，変化するための下地をつくることを見てきた．しかし，この構造は無からは生じない．これは細胞活性で生じるものである．したがって，理論的には遺伝子プログラムにより制御されている．

ゲノムは，その形態を構築する役割を果たす遺伝子の青写真を含んだ生物の遺伝情報をすべて持っている[47-52]．しかしながら，遺伝情報が不変であっても，完成する成人組織の形態は変化することができる．これはどのようにして可能なのだろうか？

通常，突然変異が生じない限り，非常に特殊なゲノム構造の変化は極めてゆっくりしており，周囲の環境に対して早く最適な適応ができない．しかし，この原理に明らかに反して，私は遺伝子突然変異で説明できない変化を示すと思われる臨床例に遭遇した．

機能喪失と成長

図Aft.6Aの写真は，7歳の患者の手を示す．小児期早期に第三指の屈筋腱だけをガラスで切断している．屈筋腱は外科的に治療されなかった．4年後，損傷した第三指は他の手指と類似しつつも，別の手の対応する第三指よりも小さく短い．にもかかわらず，その形は正常である．手指の成長は，屈曲に関与する腱と第三指の通常の使用が外科的に治療されなかったという単純な事実により遅くなった．一部の腱が切断されただけなのに，なぜ，手指のすべての構造が影響を受けるのだろうか？　なぜ，小さい局所の損傷が，手指の成長で全体的な影響を及ぼすのか？　なぜ，機能喪失は，手指のサイズ減少につながるのか？　この場合，無傷の血管を経由して移動する成長ホルモンは役割を果たしたが，形態学的な結果は不完全であった．

図Aft.6
A　（7歳患者の）第三指は他の手指と類似しているが，逆の手の対応する手指より小さく短い．
B　機能的に酷使され，長さと幅，サイズと体積の通常の限度を超えて形成される小指の最終的な形態．写真は左右の手をクロスして小指の大きさを比較している．

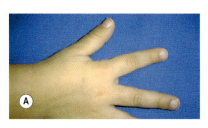

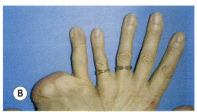

この特殊な症例では，細胞の潜在的成長は機械的刺激の欠如によって遅くなったようだ．第4章で見てきたように，細胞は細胞外原線維システムのフレームワークを形成する原線維によって直接，力学的に影響を受ける．

形態の肥大につながる使用の増加

次の症例では，印刷所に勤める従業員の示指，中指，薬指（右手）が切断されている（**図Aft.6B**）．小指だけが残り，母指を使って挟めるようになっている．小指はゆっくり成長し，構造全体の体積が規則的に増加した．

小指の使用が増加した結果，その形は全体的かつ調和的に変化した．機能的な酷使は細胞に力学的な要求を行い，細胞はすべての構造要素を通常より大きく成長させることで反応する．ここでも調和した形で変化する．手指の全体的な形態が不変のままであるのに，どのように手指全体が変化するように成長しているのだろうか？　機能の度合いは，最終的な形態への発達に影響するだろうか？　何が成長を制限するのだろうか？

肘頭部滑液包炎

肘頭部滑液包炎は機能的適応の例であり，長年にわたって，組織が力学的な圧力を反復して受けることで段階的に発症する（**図Aft.7A**）．臨床症状は存在しない場合があり，生理学的・代謝的なふるまいで異なる変化がある．これは反復的な体壁の圧力に対する巨大空胞の反応である．第6章で，反復的な体壁の圧力と関連する可動性がどこであろうとも，巨大空胞反応があることを見てきた．肘頭部滑液包炎を発症するこの能力は次の世

図Aft.7

A　肘頭部滑液包炎は一生にわたって発症していく．これは適応性のふるまいの例であり，遺伝的には伝わらない．
B　手根管は反復的な屈曲に対する力学的な適応である．
C　手指において，他の滑車が現れるとすぐに，巨大空胞は各腱のすべての外周を覆う．

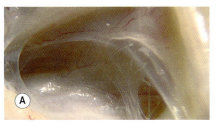

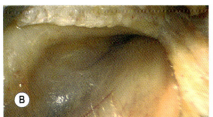

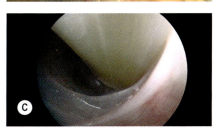

代に伝えることはできないが，生涯続いていくものである．したがって，この病態の持続には細胞再生を必要とする．これらの局所での力学的な変化は，確実に滑液包炎の領域にある末梢細胞に影響しており，末梢細胞のふるまいと，おそらく，そのDNAも漸進的に変更している．

　この巨大空胞反応は，屈曲中の圧力が極めて高くなる手根管，および指の腱鞘が持つ多種多様な解剖学的特徴を説明することができるだろうか？例えば，屈曲時の圧力が極めて高くなる手根管や指内部の屈筋腱の滑走に関する解剖学的に多様な性質を説明できるだろうか（図Aft.7B，C）？　広い文脈でヒトの系統発生のつながりを考えてみる．力学的な圧力下で手関節と手指の原線維システムが変容する巨大空胞の発生は握る能力の出現と同時に生じたのだろうか？

　手根管および指の滑走鞘の固有特性は遺伝的に伝わっていく．これらの固有特性は，ヒトの解剖構造の決定的構成要素である．それらは原線維から巨大空胞組織構造までのバリエーションを示す．この多様性が生まれるためには，系統発生プロセス中のいくつかの緩徐な変化を必要とする．その最初の段階は滑液包炎であった可能性がある．これらの変化は握る能力が発達するにつれ，非常にゆっくりと起こったに違いない．反復的屈曲の必要性に適応した組織構造のこの変容は，維持され時間とともに伝えられていくのだろうか？　私の細胞観察に照らしてみれば，力学的な因子が遺伝子の伝達に一部影響を与えるという提唱を完全に否定することはできないと考える．

仮説

　最後に，本書で行った観察に基づいてすべての考えをまとめる．

1. 我々は原線維の構造要素は根本的な物理的力に直接影響を受けることをこれまでに見てきた．これらの構造要素はインテグリン，細胞膜，細胞骨格を介して細胞核に直接つながっている．このつながりへの影響は機械伝達によって可能となる（図Aft.8A）．

図Aft.8
A　原線維の張力の変化は細胞に力学的な影響を及ぼすため，機械伝達と機械的情報伝達は根本的なものである．原線維の張力の変化は，細胞を歪めて，形を変化させる．

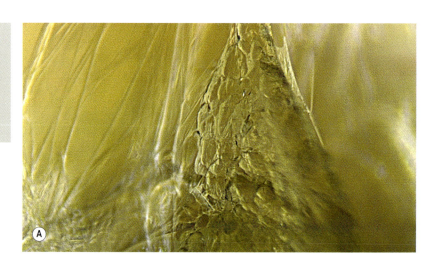

図 Aft.8

B　細胞と原線維フレームの力学的伝達を示すアニメーション.

C　線維と細胞の関係はとても密接で,「細胞でできた線維」を見ることもある.

D　血管ネットワークは全部の細胞に直接血液を分配させない.

映像 Aft.2B

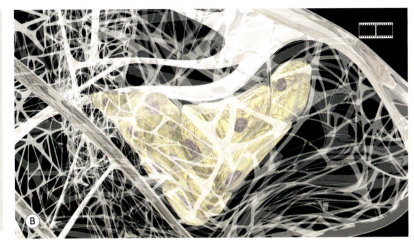

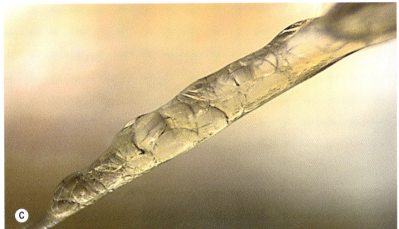

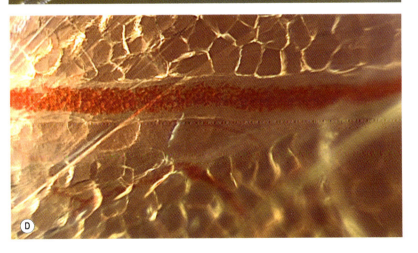

2. 我々は外部・内部因子が相互作用を与えることをこれまでに見てきた. すべては同じ基本的な物理化学的法則の影響を受ける. そして, そのような物理化学的な因子の制限の範囲内でのみ, 最適な構造と機能を獲得できる.

3. 我々は細胞産生の量と質に対する力学的な影響の可能性を除外できない. (肘頭部滑液包炎のように) 適応細胞が増殖するという概念を除外できないが, すべての細胞が関わっているわけではない. 変性は局所的である. 局所的な細胞外のつながりだけでこの力学的な影響を伝え, 調整できるようだ[53] (図Aft.8B, 映像Aft.2B).

4. 細胞のふるまいの変化は, 血液を介した情報分布では説明することができない (図Aft.8C, D). なぜなら, すべての細胞が血液供給に直接接続しているわけではないように思われるためである.

5. さらに, これらの局所的な形態学的変化に時間制限はない. これは瘢痕組織が形成される間に起こることと対照をなす. 時間とともに, 通常の細胞のふるまいは回復される. これに反して, 前述した細胞のふるまいの変化は時間とともに継続し, 後天的な変性を複製する局所細胞の不可避な再生を伴う. したがって, これらの細胞ゲノムは持続的かつ遺伝的に伝わる形で影響される.

これは以下の疑問を生じさせる. 細胞外環境は幹細胞の機能と遺伝的構成に影響を与えるだろうか? 細胞外環境の影響は遺伝的形質のゆっくりとした変容をもたらすと答えることができるかもしれない.

結論

細胞外マトリックスの役割の重要性は再評価される必要がある (図Aft.9). 再考することで, 特に胎生学, 形態発生, 系統分類の分野で新しい, 整合的な理論を提供するだろう[54, 55]. これは全能のゲノムが支配するという概念に疑問を呈する. 一方で, 基本的で普遍的な力にゲノムが従っていることを示し, 非遺伝子的な因子の重要な役割を示す.

最後に, 効率とカオスのつながりは古代ギリシア哲学とデカルト哲学の西洋的思想とは実質的に異なり, かなり混乱させるものである. これは人体と動植物界の他の生きた生物との構造的な類似性も明白に示す. **これはヒトが他の生きた生物の形態と全く変わりはないという事実を強調する.**

この「あとがき」の終わりで, 組織の複雑性が生命を生み出すのに必要となることを認識することになった. この発見は新しくない. 古来より, 人類はこの複雑性を理解しようとして, 形而上学に着目した. しかし, 技術が進むにつれ, 科学はこの複雑性とその理由を理解する他の方法を提供できるようになっていった. しかし, 研究室の生物学的研究の目的は, 科学の基本的目的から離れさせてはならない. 研究から生じる新しい知識は, 人類のために使われなければならない. 人類の知識は人類に仕えるものだ.

外科的探索は, ヒトの生物体の解剖構造を明確に説明するまさしく唯一

の方法であるため，現代の研究における礎石となり，重要な評価基準になると私は考える．

　ありふれて使い古された用語であり，多くの場合軽蔑的に用いられる「物体」を科学的な議論の中心に戻す必要がある．なぜなら物体はすべての鍵であるからだ．

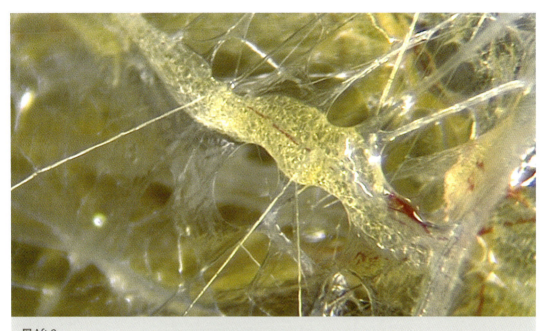

図Aft.9
結論：細胞外マトリックスの役割の重要性は再評価されなければならない．

Torsten Liem（DO，MSc〈Ost.〉，MSc〈Paed. Ost.〉）によるコメント

1543年，Andreas Vesaliusは大型の現代的解剖学書『De Humani Corporis Fabrica』を初めて出版した．今日まで，この解剖書による孤立した死体構造を分析的に提示するアプローチはあらゆる解剖図解書で見られる．

従来の解剖学が教える通り，我々は現れる物質を別々の構成要素として見るのに慣れている．これまで理解してきた経験と構造パターンにより，それが当たり前の事実だと考えさせられているのだ．しかし，これは，たくさんある物事の視点の一つにすぎない．視点は現実の制限された理解に依存しており，真の具体的な物質的根拠がない．

実際，我々はつながり，変化，付着，ポテンシャルの力学をいつも同時に扱っている．それらの痕跡は，この世界において我々の生命を特徴づけている．色成分は見ることはできないが，赤いバラは見ることができる．音波は聞こえないが，雨粒の跳ねる音は聞こえる．患者は皮膚の神経受容体が刺激を受けていると感じることはできないが，キスは感じることができる．マニュアルセラピストとしての我々は，分離された解剖組織ではなく，Guimberteauの言葉を借りれば「不規則で，カオス的で，フラクタルで，非線形の」構造パターンを触診している．

解剖学の教科書と死体の解剖学は身体を切り離し，断片が単純に分離されている幻覚を引き起こしている．代わりにGuimberteauが説明する複雑な見解を採用すると，我々は身体の物質や解剖組織の断片を扱っているわけではないことがわかる．

これは治療的にも妥当である．治療の基本となる疑問は「何があるか？」ではなく，「何が起きているのか？」である．

Guimberteauはこのことを独自に示している．彼はこれまで見ることができなかったベールを持ち上げ，生きた組織の力学を明らかにする．彼は「……機能的な要求により原線維の特徴を変え，多層で遍在するが……常に同じシステムとなる組織」の力学を見せる．

19世紀の初めに，Bichatは症状と疾患を説明し，病理解剖学とそれらを関連づけた．Broussaisは，身体機能と解剖構造が妨げられる過程での内服薬や外用薬に対する有機反応を示すことで，反自然としての疾患概念に反証した．

本書と付属映像は，パラダイム・シフトと根本的に類似したものを我々に公開する．皮膚下にある，これまで見えなかった世界のベールを持ち上げることで，Guimberteauは注目に値する方法で新しい局面を示す．それにより，我々は筋膜構造が織り交ざった性質を見て体験することができる．これらのイメージとGuimberteauが伝えるストーリーは，分離された個々の組織の解剖構造を明らかにし，これまで書かれた解剖学書を最新で，疑問視される状況に置き，生きた解剖学の直接的な経験を与えてくれる．

これらは触診に影響するだろうか？　これらは何かを変えるだろうか？　もちろんである．これらは，頭の中にイメージを焼き付け，触診の知見の認識と理解を歪ませる解剖研究室の死体の解剖学と解剖学アトラスから我々を解放してくれる．

Guimberteauは，我々が生きた組織の体験を共有する新しい文脈を提供する．ここでは，最前面を占めるのは，静的で孤立した個々のイメージではなく，相互作用の動的プロセスと組織のカオス的変化のプロセスである組織の連続性を示すイメージである．

この「あとがき」では，Guimberteauは解剖学的構造に関する確立した知識をはるかに超えようと試みている（この「あとがき」はこれまで見てきたGuimberteauの仮説を無視するものではない）．我々はこの生きた解剖構造に心を動かされ，魅了される．そして，我々の手を通してその魅力を伝えていくのだ．

参考文献

1. Thompson DW. On growth and form. Vol. 1. Cambridge: Cambridge University Press; 1917.
2. Rouvière H. Anatomie humaine descriptive et topographique. 4th ed. Paris: Masson; 1948.
3. Testut L. Traité d'anatomie humaine. Tome 1. Paris: Octave Doin; 1921.
4. Bonola A, Caroli A, Celli A. La Mano. Padua: Piccin Nova Libraria; 1988.
5. Gray H. Anatomy Descriptive and Surgical. London: John W Parker and Son; 1858.
6. Ragan C. The physiology of the connective tissue (loose areolar). Annual Review of Physiology. 1952; 14: 51–72.
7. Bois Eric. L'Univers sans repos ou l'essence première du mouvement. Paris: Peter Lang; 2002.
8. Thuan Trinh Xuan. Le chaos et l'harmonie. Le temps des sciences. Paris: Fayard; 1998.
9. Gleick J. La théorie du chaos. Paris: Flammarion; 2001.
10. Arzt L, Zieler K. Anatomie und Histologie der Haut. In: Die Haut- und Geschlechtskrankheiten. Berlin: Urban & Schwarzenberg; 1934, Vol. 44–51. p. 7.
11. Richet A. Traité pratique d'anatomie 5th ed. Paris: Chamerot et Lauwereyns; 1877.
12. Bichat X. Anatomie générale appliquée à la physiologie et à la médecine. 1:11–114. Paris; Brosson, Gabon et Cie: 1801.
13. Plateau J. Statique expérimentale et théorique des liquides soumis aux seules forces moléculaires. Paris: Gauthier-Villars; 1873.
14. Gibbs JW. In: The collected works of JW Gibbs. Vol. 1. New Haven: Yale University Press; 1957.
15. De Gennes PG , Brochard-Wyart F, Quéré D. Capillary and Wetting Phenomena—Drops, Bubbles, Pearls, Waves. New York: Springer-Verlag; 2002.
16. Meisenberg G, Simmons WH. Principles of Medical Biochemistry. St Louis: Mosby Elsevier; 2006. p. 243.
17. Ingber DE, Prusty D, Sun Z, Betensky H, Wang N. Cell shape, cytoskeletal mechanics, and cell cycle control in angiogenesis. J. Biomech. 1995; 28,1471–1484.
18. Ingber DE. Tensegrity I. Cell structure and hierarchical systems. Biology. J. Cell Sci. 2003; 116(7): 1157–1173.
19. Ingber DE. Cellular mechano-transduction: putting all the pieces together again FASEB J. 2006; 20, 811–827.
20. Guimberteau JC, Sentucq-Rigall J, Panconi B, Mouton P, Bakhach J. Introduction to the knowledge of subcutaneous sliding system in humans. Annales de Chirurgie Plastique Esthétique. 2005; 50(1): 19–34 Microchirurgie.
21. Guimberteau JC. 2005 Au coeur de la science Available from: http://www. futura-sciences.com/comprendre/d/dossier533-1.php?word=720643944. [Accessed 26 June 2015].
22. Guimberteau JC. Entrée en matière vivante. Annales de Chirurgie Plastique Esthétique. 2012; 57(5): 415–530.
23. Kapandji A. Qu'est ce que la Biomécanique? Montpelier: Sauramps Médical; 2011.
24. D'Alessio PA, Dhombres J. L'architecture de la vie: de Platon à la tensegrité. Sciences et techniques en perspective. II série. 2005; Vol. 9.
25. Mouette J. Physique des surfaces et des interfaces. D'après le cours d'Élisabeth Charlaix 2002; 2014. Available from: phymain.unisciel.fr/wp-content/uploads/2014/03/bonnel_meca_flu.pdf [Accessed 26 June 2015].
26. Hahn R. Le Système du monde-Pierre Simon Laplace, un itinéraire dans la science, Collection 'Bibliothèque des histoires'. Paris: Gallimard; 2004.
27. Fuller RB. Synergetics: Explorations in the Geometry of Thinking. London: Macmillan; 1975.
28. Ingber DE. Cellular tensegrity: defining new rules of biological design that govern the cytoskeleton. Journal of Cell Science, 1993. 104(3) 613–627.
29. Levin SM. Continuous tension, discontinuous compression: a model for biomechanical support of the body. The Bulletin of Structural Integration. 1982; 8(1).
30. Levin SM. The icosahedron as the three-dimensional finite element in biomechanical support. In: Proceedings of the Society of General Systems Research on Mental Images, Values and Reality. Society of General Systems Research, Philadelphia. 2 vols. Intersystems Publications; 1986.
31. Mandelbrot BB. The Fractal Geometry of Nature. New York: WH Freeman; 1982.
32. Mandelbrot BB. Les Objets Fractals. Paris: Flammarion; 1975.
33. Chaline J. Quoi de neuf depuis Darwin? Paris: Ellipses; 2006.
34. Dahan Dalmedico A, Chabert JL, Chemla K. Chaos et déterminisme. Paris: Editions du Seuil; 1992.
35. Nottale L, Chaline J, Grou P. Les arbres de l'évolution. Paris: Hachette; 2000.
36. Allegre Cl. La défaite de Platon. Paris: Fayard; 1995.
37. Laszlo P. L'architecture du vivant. Paris: Flammarion/Champs; 2004.
38. Halle Fr. Eloge de la plante. Pour une nouvelle biologie. Paris: Editions du Seuil; 2004.

39. Koch AJ, Meinhardt H. Biological pattern-formation-from basic mechanisms to complex structures. Rev. Modern Physics. 1994; 66: 1481–1507.

40. Chaline J, Nottale L, Grou P. Des fleurs pour Schrödinger. La relativité d'échelle et ses applications. Paris: Ellipses; 2009.

41. Lamy M. Le grand livre du vivant; de la molécule à la biosphere. Paris: Fayard; 2001.

42. Laszlo E. Aux racines de l'univers. Paris: Fayard; 1992.

43. Luminet JP. L'Univers chiffonné. Coll. Folio essais p. 441. Paris: Gallimard; 2005.

44. Ekeland I. Au hasard, la chance, la science et le monde. Paris: Editions du Seuil; 1991.

45. Laplace PS. Essai philosophique sur les probabilités 5th edition. Paris: Bachelier; 1825.

46. Kolmogorov A. Foundations of the Theory of Probability 2nd edition. New York: Chelsea; 1956.

47. Gouyon PH, Henry JP, Arnould J. Les avatars du gène. Paris: Belin;1997.

48. Dobzhanski T. Génétique du processus évolutif. Paris: Flammarion; 1977.

49. Dawkins R. The greatest show on earth: the evidence for evolution. London: Black Swan; 2010.

50. Monod J. Chance and necessity: an essay on the natural philosophy of modern biology. New York: Knopf; 1971.

51. Darwin C. The origin of species by means of natural selection or the preservation of favoured races in the struggle for life. London: John Murray;1859.

52. Lamarck JB. Philosophie zoologique. Paris: Librairie F Savy; 1809.

53. Morgan HD, Sutherland HGE, Martin DIK, Whitelaw E. Epigenetic inheritance at the agouti locus in the mouse. Nature Genetics. [Online] 1999; 23: 314–318. Available from: doi:10.1038/15490 [Accessed 27 June 2015].

54. Fleury V. De l'oeuf à l'éternité. Paris: Flammarion; 2006.

55. Blechschmidt E. The ontogenetic basis of human anatomy: a biodynamic approach to development from conception to birth. Berkeley: North Atlantic; 2004.

索引

監 訳 **竹井 仁** Takei Hitoshi

1966年　愛媛県に生まれる
1987年　東京都立府中リハビリテーション専門学校理学療法学科卒業
同　年　東京都職員共済清瀬病院リハビリテーション科勤務
1993年　青山大学文学部第二部教育学科卒業
1995年　米国短期留学理学療法技術研修参加
1996年　東京都立医療技術短期大学理学療法学科講師
1997年　筑波大学大学院修士課程教育研究科カウンセリング専攻リハビリテーションコース（修士課程）修了
1998年　東京都立保健科学大学理学療法学科講師
2002年　医学博士（解剖学）取得（東邦大学大学院医学研究科）
2003年　米国理学療法技術研修参加
2005年　首都大学東京大学院　人間健康科学研究科　理学療法科学域准教授
　　　　首都大学東京　健康福祉学部　理学療法学科准教授
2008年　Kaltenborn-Evjenth International OMT-DIPLOMA取得
2011年　イタリアにてFacial Manipulation Course受講（〜 2015）
2012年　首都大学東京大学院　人間健康科学研究科　理学療法科学域教授
　　　　首都大学東京　健康福祉学部　理学療法学科教授
2015年　Fascial Manipulation Level 1&2　国際インストラクター取得
2016年　Golf Physio Therapist Official Instructor取得

カバー、本文デザイン：有限会社ケイズプロダクション

DVD付
人の生きた筋膜の構造
内視鏡検査を通して示される細胞外マトリックスと細胞

2018年1月10日　初版第1刷発行
2021年2月25日　初版第3刷発行

著　者　Jean-Claude GUIMBERTEAU, Colin ARMSTRONG
監　訳　竹井 仁
発行者　戸部慎一郎
発行所　株式会社医道の日本社
　　　　〒237-0068
　　　　神奈川県横須賀市追浜本町1-105
　　　　電話　046-865-2161
　　　　FAX　046-865-2707
2018ⓒIDO-NO-NIPPON-SHA, Inc.

印刷：ベクトル印刷株式会社
ISBN978-4-7529-3124-9　C3047